Heilpflanzen

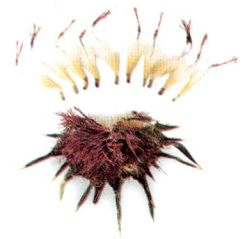

Heilpflanzen

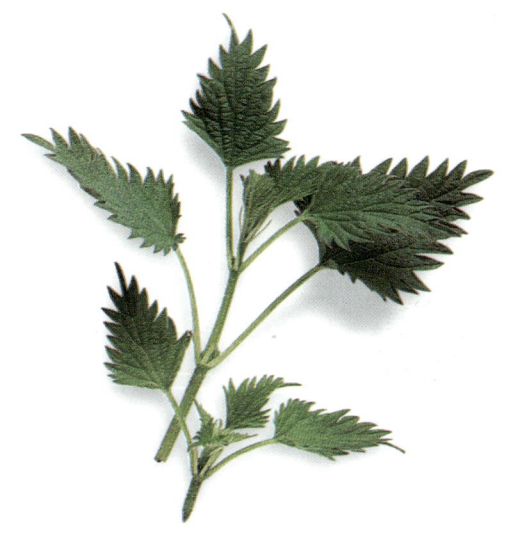

ANDREW CHEVALLIER

Dorling Kindersley
LONDON, NEW YORK, MÜNCHEN, PARIS

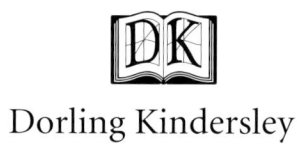

Dorling Kindersley

Reihenbetreuung Gillian Roberts
Reihenbildbetreuung Tracey Ward
Cheflektorat Mary-Clare Jerram
Gestaltung (verantwortlich) Tracy Killick
DTP-Design Louise Paddick and Louise Waller
Herstellung Maryann Rogers

Die Deutsche Bibliothek – CIP-Einheitsaufnahme

Ein Titeldatensatz für diese Publikation ist bei
Der Deutschen Bibliothek erhältlich.

Titel der englischen Originalausgabe:
Herbal Remedies Handbook

Übersetzung Martin Uhlenbrock
Redaktion Angelika Lang, Redaktionsbüro Maryna Zimdars
Satz Easy Pic Library GmbH, München

ISBN 3-8310-0190-1

Printed in Italy

Besuchen Sie uns im Internet
www.dk.com

Inhalt

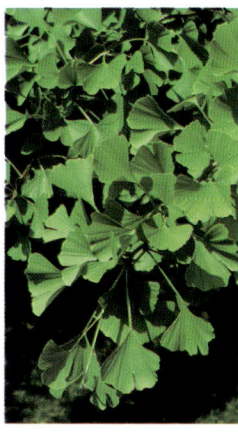 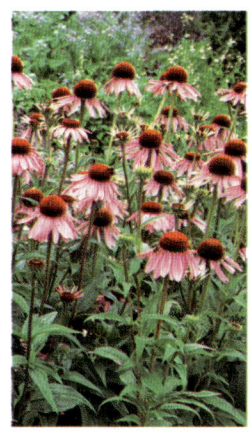 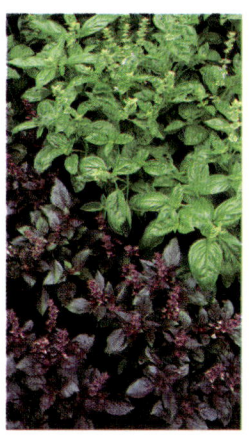

EINFÜHRUNG DES AUTORS

Nach fast zwei Jahrhunderten der sinkenden Popularität der Pflanzenheilkunde wird heute die Behandlung moderner Leiden mit pflanzlichen Heilmitteln, die die körpereigenen Abwehrkräfte stärken, weltweit immer beliebter.

EINE WIEDER AUFLEBENDE TRADITION

In den Entwicklungsländern hat die Medizin schon immer hauptsächlich auf Pflanzen gesetzt. Statistiken zeigen, dass mehr und mehr Menschen in Europa, Nordamerika und Australasien ausgebildete Phytotherapeuten aufsuchen und Heilpflanzen einsetzen, die schon ihre Urgroßeltern verwendeten.

PFLANZLICHE HEILMITTEL

Die Vielfalt und bloße Anzahl von Pflanzen mit Heilwirkungen sind erstaunlich groß. Schätzungsweise 70 000 Pflanzenarten, von Flechten bis zu Baumriesen, wurden irgendwann für Heilzwecke eingesetzt. Auch heute nutzt die westliche Pflanzenheilkunde noch mindestens tausend einheimische europäische Pflanzen sowie viele in Nord- und Südamerika, Afrika und Australien beheimatete Arten. In der traditionellen indischen Pflanzenheilkunde, insbesondere im Ayurveda, wird etwa 2 000 Pflanzenarten Heilkraft beigemessen, und im chinesischen Arzneibuch finden sich über 5 700 traditionelle, meist pflanzliche Heilmittel.

Etwa 500 Pflanzen werden heute noch in der Schulmedizin eingesetzt; ganze Pflanzen werden jedoch selten verwendet. Im Allgemeinen werden die für die konventionellen Medikamente genutzten Substanzen aus den Pflanzen isoliert bzw. synthetisiert. Digoxin zum Beispiel, das bei Herzschwäche eingesetzt wird, wurde aus Fingerhut isoliert; die »Pille« wurde aus Bestandteilen der Wilden Yams synthetisiert *(siehe Seite 50).*

ÖKOLOGISCHE FAKTOREN

Die zunehmende Verwendung von Heilpflanzen hat eine Reihe wichtiger Konsequenzen. In einer Zeit, in der die klassische Landwirtschaft an Bedeutung verliert, bietet die Kultur von Heilpflanzen wichtige neue Chancen für Landwirte, deren herkömmliche Feldfrüchte wirtschaftlich nicht mehr rentabel sind.

Die gestiegene Popularität von Heilpflanzen bedroht jedoch auch das Überleben einiger wild lebender Arten. Die Nachfrage nach Amerikanischem Ginseng ist so groß geworden, dass dieser mittlerweile etwa 2 400 DM pro Kilo einbringt. Ginseng war bis vor zwei Jahrhunderten eine häufige Pflanze in den Wäldern Nordamerikas, ist heute aber eine gefährdete Art; die Wildvorkommen sind vom Aussterben bedroht. Das Aussterben von Pflanzenarten als Ergebnis von zu intensiver Nutzung ist nichts Neues. Die Pflanze Silphion, wie die Karotte zur Familie der Doldenblütler gehörig, nutzten Frauen im antiken Rom sehr häufig als Verhütungsmittel. Silphion erwies sich als schwer kultivierbar, und seine Wildvorkommen wurden so stark geplündert, dass die Pflanze im 3. Jh. n.Chr. ausstarb.

Steigt der Einsatz von Heilpflanzen weiterhin so stark, sollten Hersteller, Händler, Therapeuten und Verbraucher nur solche Produkte verwenden, die in ökologisch vernünftiger Weise kultiviert oder an Wildstandorten gewonnen wurden.

ZUR VERWENDUNG DIESES BUCHES

Bisher haben sich Bücher über Pflanzenheilkunde zumeist entweder auf den traditionellen und volksheilkundlichen Einsatz der Pflanzen oder auf deren wirksame Bestandteile und Pharmakologie konzentriert. Im vorliegenden Buch werden beide Aspekte berücksichtigt: Es werden über 65 Pflanzen und deren Geschichte, Tradition und volksheilkundliche Anwendungen sowie die jüngere wissenschaftliche Forschung zu Bestandteilen, Wirkungen und möglichen neuen Einsatzgebieten vorgestellt.

Wer sich der Pflanzenmedizin rein wissenschaftlich nähert, vergisst leicht, dass viel – manchmal sogar alles –, was wir über eine Heilpflanze wissen, von ihrer traditionellen Verwendung herstammt. Pflanzenheilmittel sind so komplex und vielgestaltig, dass der aktuelle Wissensstand über eine Pflanze – auch wenn sie gut erforscht ist – nicht mehr sein kann als nur ein Hinweis auf ihre Wirkungsweise. Zuweilen gestattet der überlieferte Gebrauch Einblicke in die besten Anwendungsarten und beantwortet Fragen, die die Wissenschaft offen lässt. Pflanzenheilkunde ist letztendlich Wissenschaft und Kunst zugleich.

Dieses Buch enthält Beschreibungen von Pflanzen, die in verschiedenen Teilen der Welt gebräuchlich sind und denen besondere Gesundheitswirkungen für die heutige Zeit beigemessen werden.

Ein Gesamtüberblick über die Geschichte der Pflanzenheilkunde beleuchtet die weltweite Entwicklung verschiedener Pflanzentraditionen von den Anfängen bis zur Gegenwart.

Phytotherapie muss in ihrem Ansatz praktisch sein. Daher gibt dieses Buch detaillierte Anweisungen zur Zubereitung pflanzlicher Drogen, wie Abkochungen, Tinkturen, Aufgüsse, Cremes, Sirups und Öle. Am Ende des Buches findet sich ein tabellarischer Abschnitt zur Selbsthilfe mit leicht verständlichen Anweisungen zum Einsatz von Heilpflanzen bei der Behandlung verbreiteter Gesundheitsprobleme.

Wenn mehr Menschen den Reichtum der Pflanzenheilkunde schätzen lernen und von den Heilwirkungen der Pflanzen profitieren, dann hat dieses Buch sein Ziel erreicht.

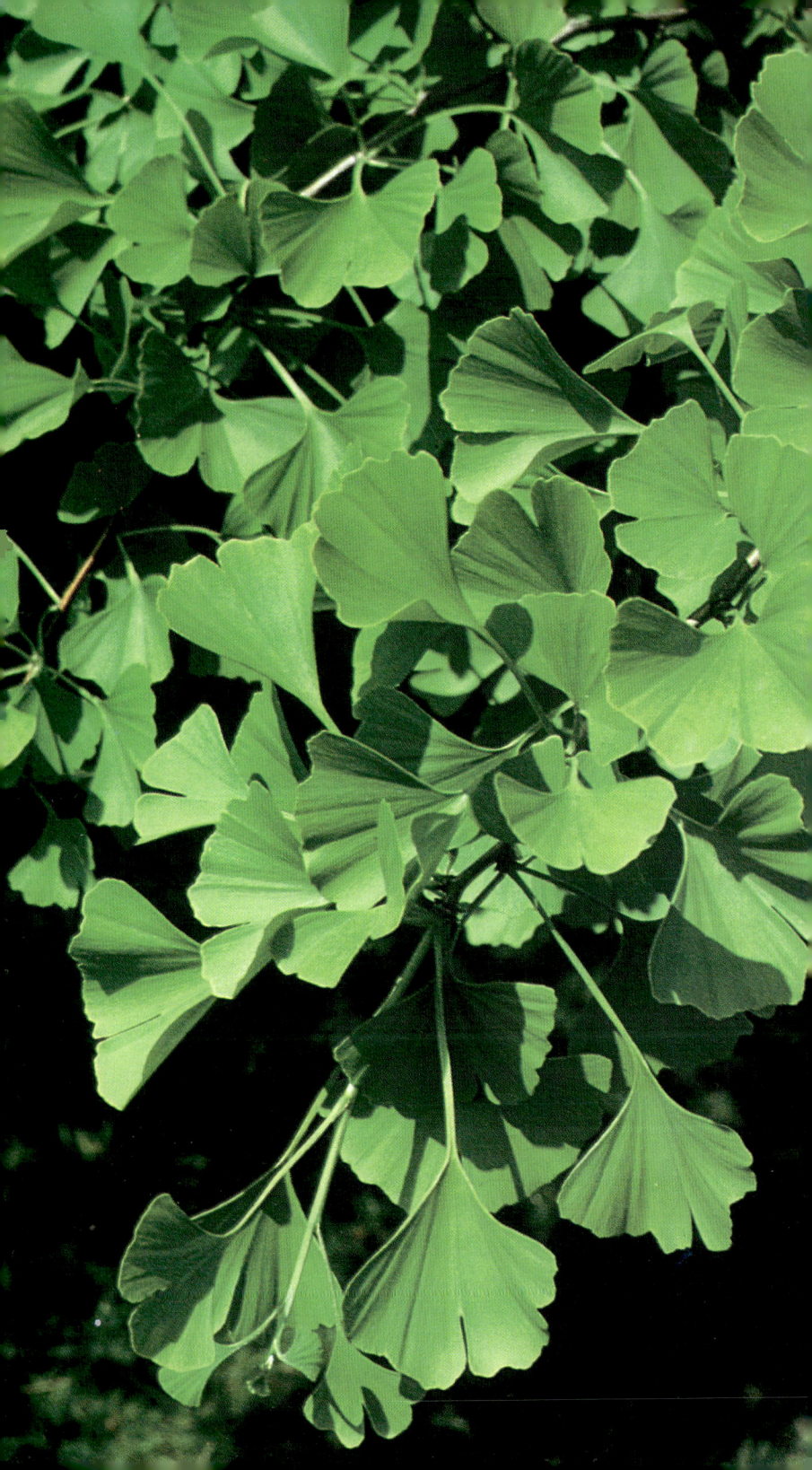

Alles über
Heilpflanzen

Diese Einführung in die weltweite Geschichte der

Pflanzenheilkunde informiert über den Anbau und

die Ernte von Heilpflanzen sowie über die

Herstellung verschiedener Heilmittel unter

Verwendung hochwertiger Zutaten.

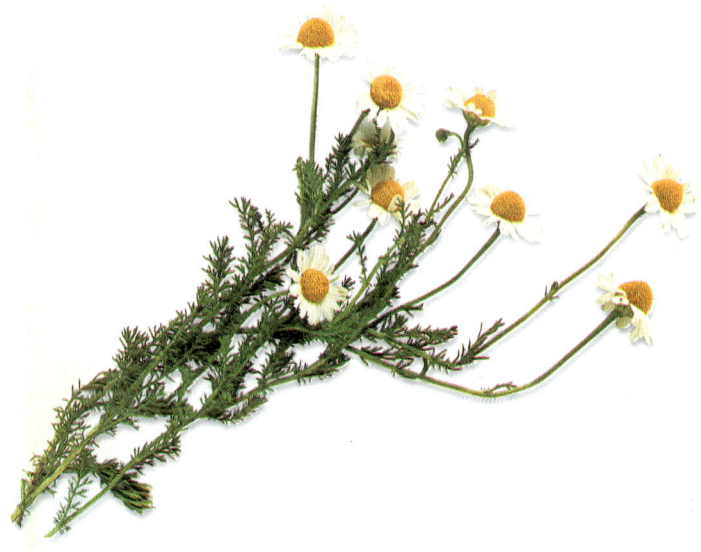

WIE FUNKTIONIERT HEILPFLANZENKUNDE?

Zahlreiche Pflanzenarten enthalten Wirkstoffe mit Variablen, die chemisch-pharmazeutischen Arzneimitteln zum Teil fehlen. Sie bekämpfen Krankheiten und fördern die Selbstheilungskräfte des Körpers.

VORTEILE DER HEILPFLANZEN

Zweifellos retten chemisch-pharmazeutische Medikamente Leben und bekämpfen Infektionen, wenn andere Behandlungen wenig wirksam sind. Trotz der enormen Fortschritte der Schulmedizin ist jedoch klar, dass die Pflanzenheilkunde viel zu bieten hat. Bis auf die letzten etwa 50 Jahre hat die Menschheit gesundheitliche Probleme – von kleinen Wehwehchen bis zu lebensbedrohlichen Krankheiten – fast ausschließlich mit Heilpflanzen behandelt. Heute erlangen diese erneut Bedeutung, weil die Wirksamkeit konventioneller Medikamente, wie Antibiotika, nachlässt. Oft ergänzen Heilpflanzen die schulmedizinische Behandlung und liefern sichere, gut verträgliche Mittel gegen chronische Krankheiten. Außerdem veranlassen Bedenken bezüglich der Nebenwirkungen konventioneller Medikamente die Menschen, nach sanfteren Behandlungsformen Ausschau zu halten.

Die meisten Heilpflanzen sind gefahrlos einsetzbar, doch manche haben auch Nebenwirkungen. Bestimmte Pflanzen sind nur unter Anleitung eines Phytotherapeuten anzuwenden.

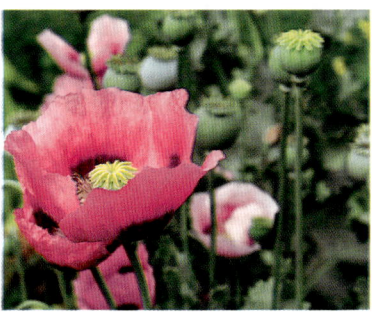

Opium aus den Samenkapseln des Schlafmohns enthält die Alkaloide Morphium und Codein. Sie werden in der Schulmedizin als Schmerzmittel eingesetzt.

PFLANZLICHE INHALTSSTOFFE

Die Wirksamkeit einer Pflanzenarznei hängt von ihren Inhaltsstoffen ab, deren Erforschung viele der wertvollsten Medikamente hervorgebracht hat. Morphium, das stärkste aller Schmerzmittel, stammt vom Schlafmohn *(Papaver somniferum)*, ebenso Codein und Heroin. Auch heute werden mindestens 25 Prozent aller Heilmittel aus Pflanzen hergestellt, und viele dieser Mittel zählen zu den wirksamsten konventionellen Arzneien. Ein gutes Beispiel ist das Husten lösende Ephedrin (aus *Ephedra sinica, siehe Seite 53*), das in vielen verschreibungspflichtigen und frei verkäuflichen Erkältungsmitteln enthalten ist.

GANZE PFLANZEN

Obwohl das Wissen um die einzelnen Wirkstoffe einer Pflanze wichtig ist, geht es bei der Phytotherapie letztendlich um die Gesamtwirkung der Pflanze, die wertvoller ist als die Summe ihrer Teile. Forschungsergebnisse zeigen immer deutlicher, dass die Gesamtheilwirkung vieler Pflanzen auf komplexen Wechselwirkungen zwischen ihren Inhaltsstoffen beruht.

BEHANDLUNG MIT HEILPFLANZEN

In den verschiedenen pflanzenheilkundlichen Traditionen werden unterschiedliche Strategien angewendet, um Krankheiten vorzubeugen oder die Genesung zu fördern – die erzielten Wirkungen unterscheiden sich jedoch nicht. Viele Pflanzen wirken auf spezifische Körpersysteme und eignen sich für die Behandlung bestimmter Arten von Leiden.

VERDAUUNG UND KREISLAUF

Für eine gute Gesundheit ist die Qualität der Nahrung oft entscheidend. Pflanzenarzneien liefern nicht nur Nährstoffe, sondern fördern und unterstützen darüber hinaus die Verdauung, beschleunigen die Nahrungsverwertung und verbessern die Nährstoffaufnahme. Der Körper benötigt Sauerstoff, und Pflanzen, die die Bronchialmuskulatur entspannen und die Atmung stimulieren, wirken positiv auf Lunge und Atemwege. Pflanzliche Heilmittel regen außerdem den Kreislauf an. Manche fördern den Blutfluss zur Oberfläche, andere die Pumptätigkeit des Herzens, wieder andere entspannen die Arterien und senken so den Blutdruck.

ENTGIFTUNG UND HAUTKLÄRUNG

Nachdem über den Blutkreislauf Nährstoffe in die Zellen gelangt sind, müssen Abfallstoffe weggeschafft werden. Eine schlechte Gesundheit resultiert oft aus einer hohen Giftstoffkonzentration im Körper. Phytotherapeuten verwenden daher eine Vielzahl reinigender Heilpflanzen zur Entgiftung. Die Haut spielt ebenfalls eine wichtige Rolle für die Gesundheit. Antiseptisch wirkende Heilpflanzen bekämpfen Infektionen, während wundheilende die Blutgerinnung und Heilung fördern.

NERVEN-, HORMON- UND IMMUNSYSTEM

Gute Gesundheit hängt von einem ausgeglichenen Nervensystem ab. Neueste Forschungen zeigen, dass das Nervensystem durch das Hormonsystem ergänzt wird und außerdem eng mit dem Immunsystem verbunden ist, das für die Infektionsabwehr und Genesung von Krankheiten zuständig ist. Viele Heilpflanzen beeinflussen diese Systeme und helfen dem Körper, sich effektiver an körperliche, geistige oder seelische Stressfaktoren anzupassen. Einige Heilpflanzen wirken adaptogen, das heißt, sie helfen Menschen sich anzupassen, indem sie entweder diese Systeme unterstützen und Spannungen lindern oder physiologische Vorgänge beeinflussen, die der Gesunderhaltung dienen.

FRÜHE TRADITIONEN UND BRAUCHTUM

Im Zeitalter der modernen Medizin fällt es schwer, sich die Verfahren früherer Zeiten vorzustellen, als Heilen etwas Ganzheitliches war und sich stark auf Magie, Mystik und uralte mündliche Überlieferung stützte.

VOLKSHEILKUNDE

Von Anbeginn der Menschheit haben Pflanzen eine zentrale Rolle für Gesundheit und Wohlbefinden gespielt. In Anbetracht der lebensverbessernden Qualitäten der Pflanzen kann kaum überraschen, dass die meisten Kulturen ihnen neben heilenden auch magische Kräfte zuschrieben. Pflanzen wurden wahrscheinlich über Jahrtausende sowohl wegen ihrer rituellen bzw. magischen Kräfte als auch wegen ihrer Heilwirkungen genutzt. In vielen traditionellen Kulturen kümmerten sich Schamanen um die körperlichen Bedürfnisse der Kranken; man erwartete jedoch auch, dass sie bei den Geistern Fürsprache einlegten, um Heilung zu bewirken.

Unsere Vorfahren nutzten vermutlich zahlreiche Heilpflanzen und besaßen tief gehendes Wissen um deren Heilkräfte. Offensichtlich verdankten sie ihre Erkenntnisse hauptsächlich genauer Beobachtung sowie Versuch und Irrtum. Die Menschen konnten über viele Jahrtausende hinweg beobachten, welche Wirkungen der Verzehr einer bestimmten Wurzel oder Beere hervorruft.

ENTWICKLUNGEN DER MEDIZIN

Um 500 v. Chr. begann in fortgeschrittenen Kulturen die Trennung zwischen Medizin, Magie und Religion. Der Grieche Hippokrates, »Vater der Medizin«, sah in Krankheiten keine übernatürlichen Phänomene und glaubte, dass Arzneien ohne rituelle Zeremonien oder Magie angewendet werden sollten.

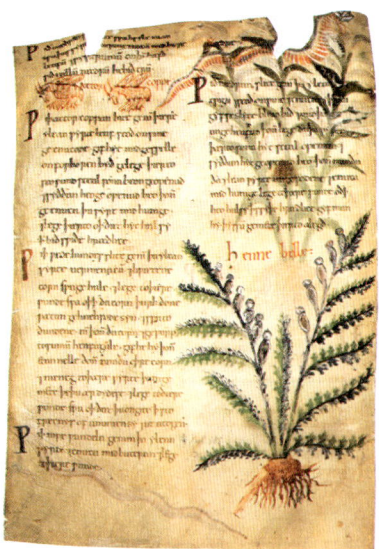

Eine wunderschön illustrierte Seite eines angelsächsischen Kräuterbuchs von 1050. Dargestellt sind die ober- und unterirdischen Teile einer Heilpflanze.

Als zwischen Europa, dem Mittleren Osten, Indien und Asien Handelswege entstanden und das Interesse an Heilpflanzen und Gewürzen auflebte, versuchten verschiedene Autoren, die bekannten Heilpflanzen systematisch zu erfassen und ihre Eigenschaften zu beschreiben. Der griechische Arzt Dioskurides verfasste im ersten Jahrhundert nach Christus das erste Buch über Heilpflanzen in Europa: *De Materia Medica*. Das Werk, das etwa 600 Heilpflanzen auflistet, beeinflusste die westliche Medizin stark und blieb bis zum 17. Jahrhundert das wichtigste europäische Standardwerk.

In ähnlichem Maß prägte der von Hippokrates beeinflusste Galen, Leibarzt des römischen Kaisers Marcus Aurelius, die Entwicklung der Pflanzenmedizin. Obwohl die Systeme in Europa, Indien und China sich damals genauso stark unterschieden wie heute, sahen sie alle die Ursache von Krankheiten in einem Ungleichgewicht innerhalb des menschlichen Körpers und den Schlüssel zu guter Gesundheit in einer Wiederherstellung des Gleichgewichts.

DAS MITTELALTER

Die Lehren Galens, des Ayurveda (Indien) und der chinesischen Medizin bedeuteten dem Großteil der Weltbevölkerung jedoch wenig; die meisten Menschen vertrauten nach wie vor den Diensten »weiser« Männer und Frauen vor Ort. Diese Heiler entwickelten praktische medizinische Kenntnisse von hohem Niveau, obwohl sie von der damaligen scholastischen Medizin sicher wenig wussten.

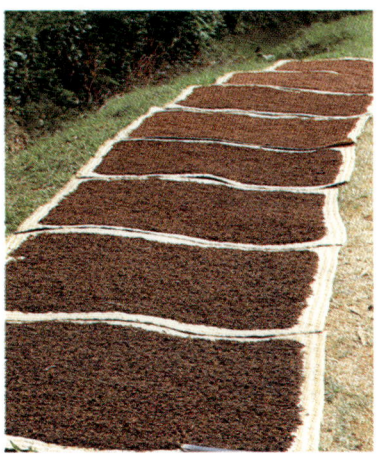

Gewürznelken werden in Indien seit Jahrtausenden zu Heilzwecken eingesetzt. Die Blütenknospen werden ausgebreitet und an der Luft getrocknet.

Die medizinischen Fähigkeiten der wenig entwickelten Gesellschaft – insbesondere der des Mittelalters – werden oft unterschätzt, besaßen doch offenbar viele Menschen ein überraschend vielschichtiges pflanzenheilkundliches Wissen.

DIE ÖSTLICHE MEDIZIN

Der Untergang Roms zog auch die westliche Medizin in Mitleidenschaft. Dank der blühenden arabischen Kultur wurden die Errungenschaften der griechischen und römischen Antike weiterentwickelt. Die Araber waren fachkundige Pharmazeuten und hatten auf Grund ihres Einblickes in indische und chinesische Medizintraditionen ein umfangreiches medizinisches und pflanzenheilkundliches Wissen. Indien erlebte im 7. Jahrhundert ein goldenes Zeitalter der Medizin. Gelehrte hielten die Errungenschaften dieser Zeit fest, in der Krankenhäuser, Entbindungsheime und Heilpflanzengärten florierten.

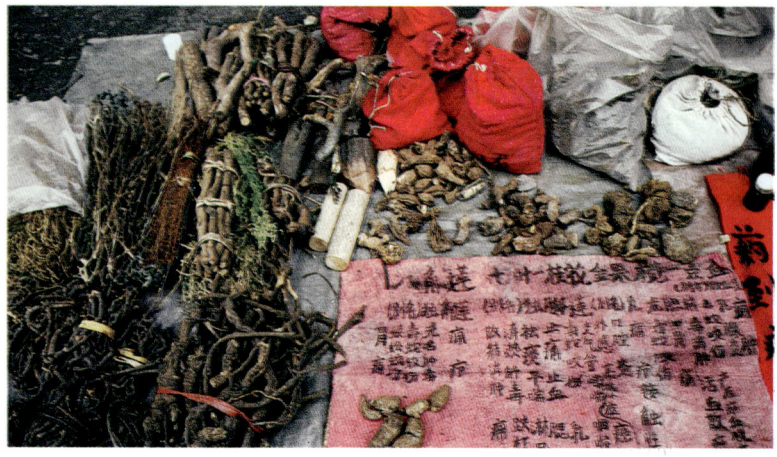

DER AMERIKANISCHE KONTINENT

Am anderen Ende der Welt besaßen Mayas, Azteken und Inkas profunde Kenntnisse über die einheimischen Heilpflanzen. Zugleich waren Medizin und Religion eng verwoben, vielleicht mehr noch als in Europa. Bei Krankheit ergänzten pflanzliche Heilmittel die Anrufung der Götter.

WELTHANDEL

Marco Polos Reisen nach China im 14. Jahrhundert fielen zusammen mit der Einigung Asiens durch Dschingis Khan. Die Entwicklung des Handels während der folgenden Jahrhunderte führte in Europa zu einer Fülle neu verfügbarer Pflanzen, wie Ingwer, Kardamom und Zimt. Europa exportierte im Gegenzug Pflanzen wie Salbei nach Fernost.

Die Kolonisierung Zentral- und Südamerikas durch Spanier und Portugiesen brachte ebenfalls bisher unbekannte und hochwirksame Heilpflanzen nach Europa, von denen viele gegen Malaria, Syphilis, Pocken und andere schwere Erkrankungen

Die traditionelle chinesische Medizin wurde von 200 v.Chr. bis 100 n.Chr. entwickelt. Sie basiert auf Naturbeobachtung.

eingesetzt wurden. In den meisten ländlichen Gemeinschaften waren die einzigen medizinisch verwendeten fremdländischen Gewächse solche Pflanzen, die auch als Nahrungsmittel angebaut werden konnten, so z.B. Knoblauch oder Mais.

GESUNDHEIT UND HYGIENE

Trotz der Vielfalt an Heilpflanzen und der Möglichkeit, medizinisches Wissen über Kontinente hinweg auszutauschen, stand es mit der Gesundheit und Hygiene der Europäer vom 12. bis zum 18. Jahrhundert nicht zum Besten. Syphilis, Pest und andere Seuchen grassierten. Europäische Ärzte hatten bei der Bekämpfung dieser Krankheiten wenig Erfolg, da die von ihnen praktizierte Medizin auf einer unkritischen Übernahme der Lehren Galens basierte. Vielleicht hätte die europäische Medizin mehr Erfolg gehabt, wenn sie sich wie die indische und chinesische beständig weiterentwickelt hätte.

Paracelsus war eine Schlüsselfigur, denn er verwarf Galens Theorien zu Gunsten detaillierter Beobachtungen. Er trieb die Entwicklung von Chemie, Schul- und Pflanzenmedizin sowie Homöopathie voran und ließ das Interesse an der Signaturenlehre – derzufolge das Aussehen einer Pflanze Hinweise auf ihre Heilwirkungen gibt – aufleben. Zudem betonte er den Wert regionaler Heilpflanzen.

Nicholas Culpeper, der die Bedürfnisse der einfachen Leute vertrat, unterstützte später Paracelsus' Fürsprache für einheimische Pflanzen. Culpepers System verband Astrologie und persönliche Erfahrung mit der therapeutischen Verwendung einheimischer Pflanzen. Sein Mitte des 17. Jahrhunderts veröffentlichtes Kräuterbuch *The English Physitian* wurde sofort ein »Bestseller«.

DER NEUE RATIONALISMUS

Bis ins ausgehende 16. Jahrhundert gründeten die meisten Medizintraditionen auf dem Konzept der Zusammenarbeit mit der Natur, mit den Selbstheilungskräften des Körpers, die durch geeignete Pflanzen unterstützt und gestärkt werden konnten. In der traditionellen chinesischen Medizin heißt die Leben und Gesundheit erhaltende Urenergie *Qi*, in Indien *Prana*, und im Westen sprechen Pflanzenheilkundler von »Vitalkraft«. Das neue medizinische Establishment setzte diese Konzepte jedoch mit Unwissenheit und Aberglaube gleich, die älteren Heilmethoden anhingen. Die Wege von Pflanzenheilkunde und Schulmedizin trennten sich immer mehr. Im frühen 19. Jahrhundert konnte sich die Wissenschaft noch weiter distanzieren, nachdem sie endlich Inhaltsstoffe aus Pflanzen isolieren konnte.

NEUE UFER

Wo auch immer Europäer im 18. und 19. Jahrhundert siedelten – europäische Arzneien waren meistens nicht verfügbar oder zu teuer. Daher griff man oft auf das Wissen der Eingeborenen über die Heilwirkungen einheimischer Pflanzen zurück.

In Nordamerika entwickelte Samuel Thomson einen einfachen heilkundlichen Ansatz, der gut zu den Bedürfnissen der Siedler passte. Dies war die erste Form der Naturheilkunde, einer Heilmethode, bei der Beschwerden mit Pflanzen, natürlich gewachsener Nahrung, Sonne und frischer Luft behandelt werden.

DIE WESTLICHE MEDIZIN

Im frühen 19. Jahrhundert begann die westliche Schulmedizin die Heilverfahren in China und Indien zu beeinflussen. Oft war dies von Vorteil und verbesserte die Wirksamkeit der Behandlung. Die britischen Kolonialherren in Indien betrachteten die Ayurvedische Medizin jedoch als minderwertig und ersetzten sie durch westliche Verfahren.

In China fiel der Einfluss westlicher Ideen weniger gravierend aus, und traditionelle Verfahren bestanden neben der westlichen Medizin fort. Schließlich wurde es in Frankreich, Spanien, Italien und den USA verboten, ohne anerkannte Ausbildung Phytotherapie zu praktizieren.

WIRKSAME INHALTSSTOFFE

Erst seit relativ kurzer Zeit werden die Wirkstoffe aus Pflanzen isoliert. Ein kleiner Einblick in die Inhaltsstoffe der Pflanzen und ihre Heilwirkungen hilft Ihnen zu verstehen, wie sie im Körper arbeiten.

ALKALOIDE Organische Verbindungen; der Stickstoff verleiht ihnen besondere Wirksamkeit. Einige Alkaloide sind bekannte Arzneimittel.

ANTHOCYANE Rote bis blaue Farbstoffe in Pflanzen; helfen die Blutgefäße gesund zu erhalten.

ANTHRACHINONE Besitzen eine abführende Reizwirkung auf den Dickdarm und regen die Darmbewegung an.

ÄTHERISCHE ÖLE Werden durch schonende Wasserdampfdestillation aus Pflanzen gewonnen. Besitzen vielfältige Heilwirkungen.

BITTERSTOFFE Der bittere Geschmack stimuliert die Produktion von Speichel und Verdauungssäften und verbessert so Appetit und Verdauung.

CUMARINE Ihr Wirkungsspektrum ist breit: Sie verdünnen das Blut, ent-

WIRKSAME BESTANDTEILE

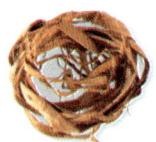

PFLANZENSCHLEIM
Rotulme
Ulmus rubra

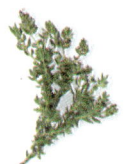

PHENOLE
Thymian
Thymus

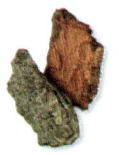

GERBSTOFFE
Eiche
Quercus

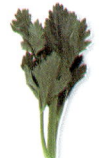

CUMARINE
Sellerie
Apium

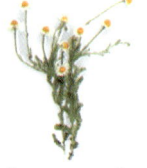

ÄTHERISCHE ÖLE
Kamille
Chamomilla recutita

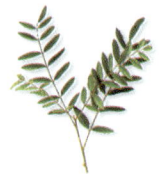

SAPONINE
Süßholz
Glycyrrhiza glabra

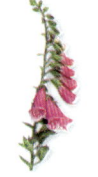

HERZGLYCOSIDE
Fingerhut
Digitalis

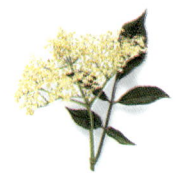

CYANOGLYCOSIDE
Schwarzer Holunder
Sambucus nigra

spannen die glatte Muskulatur oder wirken als Sonnenschutz.

CYANOGLYCOSIDE Üben eine beruhigende und entspannende Wirkung auf Herz und Muskulatur aus.

FLAVONOIDE Wirken oft entzündungshemmend und sind gut für den Kreislauf.

GERBSTOFFE Wirken zusammenziehend auf das Hautgewebe und verbessern somit die Infektionsabwehr der Haut.

GLUCOSINOLATE Als Umschläge bei Gelenkschmerzen angewendet, verstärken sie die Durchblutung und unterstützen so den Abtransport von Abfallstoffen.

HERZGLYCOSIDE Wirken stark direkt auf das Herz, fördern dessen Kontraktionskraft und -frequenz. Sie wirken außerdem Harn treibend und dadurch Blutdruck senkend.

MINERALIEN Mineralienreiche Pflanzen können als echte Mineralstofflieferanten dienen.

PFLANZENSCHLEIM Schützt die Schleimhaut des Verdauungstraktes vor Reizeinwirkungen.

PHENOLE Wirken innerlich angewendet antiseptisch und entzündungshemmend, bei äußerer Anwendung Haut reizend.

SAPONINE Steroidsaponine besitzen hormonähnliche Wirkungen. Triterpensaponine wirken Husten lösend und fördern die Aufnahme von Nährstoffen.

VITAMINE Einige Pflanzen sind sehr vitaminreich und helfen, den täglichen Bedarf zu decken.

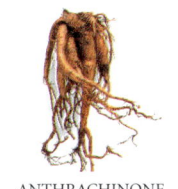

ANTHRACHINONE
Chinesischer Rhabarber
Rheum

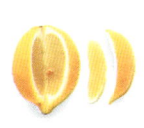

FLAVONOIDE
Zitrone
Citrus limon

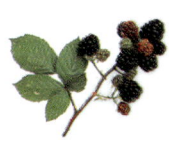

ANTHOCYANE
Brombeere
Rubus

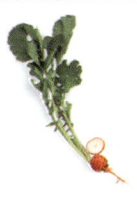

GLUCOSINOLATE
Rettich
Raphanus sativus

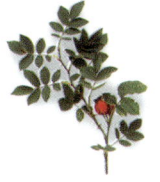

VITAMINE
Hundsrose
Rosa canina

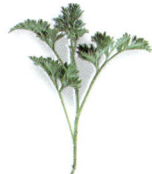

BITTERSTOFFE
Wermut
Artemisia

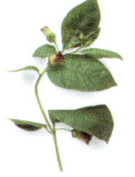

ALKALOIDE
Tollkirsche
Atropa belladonna

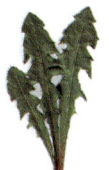

MINERALIEN
Löwenzahn
Taraxacum

QUALITÄT UND SICHERHEIT

Pflanzliche Mittel sind sicherer als konventionelle und haben oft weniger Nebenwirkungen. Die verantwortungsvolle und vorsichtige Verwendung der frischesten, qualitativ besten Pflanzen sorgt für weitgehende Sicherheit.

WELCHE GEFAHREN GIBT ES?

Wenn Sie ein paar einfache Regeln befolgen, kann bei der Anwendung von Heilpflanzen normalerweise nichts Schlimmeres passieren, als dass eine Wirkung ausbleibt. Manchmal können pflanzliche Mittel allerdings schaden oder nicht die beste Behandlungsform darstellen. Die gleichzeitige Einnahme bestimmter Heilpflanzen mit konventionellen Medikamenten kann gefährlich sein. Haben Sie den Eindruck, dass Ihnen eine Heilpflanze nicht gut tut, brechen Sie die Einnahme sofort ab, und suchen Sie einen Phytotherapeuten oder einen Arzt auf. Wenn Sie an einer akuten Erkrankung oder Verletzung leiden, ernsthaft krank sind oder nicht wie erwartet genesen, suchen Sie unverzüglich ärztliche Hilfe.

SICHERE ANWENDUNG

Probleme mit pflanzlichen Heilmitteln können aus mehreren Gründen auftreten. Manchmal wird die falsche Pflanze verwendet. Wenn Sie Ihre Heilkräuter kaufen, besteht kein Grund zur Sorge; ernten Sie jedoch selbst von Wildstandorten, müssen Sie sicher sein, welche Pflanze Sie vor sich haben. Im Zweifelsfall sollten Sie die Pflanze nicht verwenden. Falsche Bestimmung von Pflanzen hat schon zu vielen Vergiftungen geführt.

Verwenden Sie den richtigen Pflanzenteil. Manchmal ist ein bestimmter Teil einer Pflanze ungiftig, während alle anderen giftig sind.

Halten Sie sich an gut erforschte Pflanzen, die keine bekannten Nebenwirkungen besitzen, und stellen Sie sicher, dass die Pflanze korrekt zubereitet wurde.

Bei gleichzeitiger Einnahme von konventionellen Medikamenten und Heilpflanzen kann es zu unerwünschten Wechselwirkungen kommen. Johanniskraut sollte z. B. nicht zusammen mit Antibiotika, Antiepileptika, Immunsuppressiva oder Antidepressiva angewendet werden. Die häufigsten Wechselwirkungen treten mit gerinnungshemmenden Mitteln wie Warfarin oder Heparin auf: Ginkgo *(siehe Seite 58)* und Chinesische Engelwurz *(siehe Seite 33)* verstärken die Blut verdünnende Wirkung und erhöhen das Blutungsrisiko. Teilen Sie Ihrem Therapeuten immer mit, welche pflanzlichen und/oder konventionellen Medikamente Sie anwenden. Falls Sie verschreibungspflichtige Medikamente einnehmen, lassen Sie sich vor Beginn einer Phytotherapie beraten.

Allergische Reaktionen auf bestimmte Pflanzen treten meist nach deren Berührung bzw. dem Einatmen von Pollen oder pulverisierten Pflanzenteilen auf. Manchmal kommt es nach Einnahme zu allergischen Reaktionen. Neigen Sie zu Allergien, befragen Sie einen Fachmann vor Anwendung weniger gebräuchlicher Heilpflanzen.

QUALITÄTSKONTROLLE

Das Beste aus der Pflanzenheilkunde zu machen heißt, nur Pflanzen und Pflanzenprodukte von guter Qualität zu verwenden – fachgerecht angebaut, korrekt verarbeitet und vor dem Verfallsdatum angewendet. Ein Grund, warum Ärzte oftmals konventionelle Medikamente vorziehen, ist die Schwierigkeit der Qualitätsgarantie bei Heilpflanzen. Im Handel befindliche Produkte können qualitativ sehr unterschiedlich sein. Namhafte Hersteller führen jedoch strenge Qualitätskontrollen durch.

Am bequemsten ist es, Kapseln, Tabletten, ätherische Öle, Zäpfchen und Tinkturen zu kaufen sowie Aufgüsse, Abkochungen und Sirups selbst herzustellen. Kaufen Sie nur in Apotheken und Drogerien, wo man über die Wirkung von Heilpflanzen Bescheid weiß, und ziehen Sie Pflanzen und Produkte aus kontrolliert biologischem Anbau vor.

EINKAUF VON HEILPFLANZEN

FRAGEN	BEISPIELHAFTE ANTWORTEN
KANN ICH IM VERSAND-HANDEL ODER INTERNET EINKAUFEN?	Kaufen Sie nur bei angesehenen Händlern. Sie liefern oft frische Heilpflanzen von guter Qualität und setzen ihren Lagerbestand schnell um.
WIE KANN ICH DIE QUALITÄT GETROCKNETER HEILPFLANZEN PRÜFEN?	Sie sollten nicht in durchsichtigen Gefäßen oder unter Sonneneinstrahlung gelagert werden. Das Material sollte von heller Farbe sein. Aromatische Kräuter sollten einen ausgeprägten Geruch und Geschmack besitzen.
WIE MERKE ICH, DASS HEILPFLANZEN NICHT MEHR FRISCH BZW. ZU ALT SIND?	Überprüfen Sie das Verfallsdatum und die Lagerungsbedingungen. Wenn getrocknete Kräuter eine stumpfe Farbe aufweisen, sind sie wahrscheinlich alt und haben einen Teil ihrer Heilwirkung verloren.
WORAUF KOMMT ES BEI DEN ANGABEN AUF DEM ETIKETT AN?	Prüfen Sie die Liste aller Bestandteile, die Dosierung, das Gewicht der einzelnen Kapseln sowie der einzelnen Bestandteile pro Kapsel und den pflanzlichen Anteil am Gesamtprodukt.
WOHER WEISS ICH, WIE VIEL ICH EINNEHMEN SOLL?	Aus dem Etikett oder der Packungsbeilage sollten die Anwendungsgebiete, die Dosierung für verschiedene Zubereitungsarten sowie Vorsichtsmaßnahmen für die Anwendung hervorgehen.
WIE KANN ICH SICHERSTELLEN, GUTE QUALITÄT ZU ERWERBEN?	Kaufen Sie von namhaften Händlern, die strenge Qualitätskontrollen durchführen. Prüfen Sie das Produkt auf seine Frische.

ANBAU UND ERNTE

Der Eigenanbau von Heilpflanzen ermöglicht Ihnen, selbst pflanzliche Heilmittel herzustellen. Viele Heilpflanzen gedeihen im Haus auf einer Fensterbank oder draußen im Garten und können das ganze Jahr über geerntet werden.

DER KRÄUTERGARTEN

Bei der Gartenplanung sollten verfügbarer Platz, Himmelsrichtung, Boden und Klima berücksichtigt werden. Einige Pflanzen, wie Thymian und Salbei, gedeihen auch im Haus. Wählen Sie für den Garten widerstandsfähige Pflanzen, die gut anwachsen und viele Blätter für die Ernte ausbilden. Pflanzen Sie exotische oder weniger robuste Gewächse an geschützten, sonnigen Plätzen oder in Kübeln und lassen Sie sie im Haus überwintern.

ANBAU

Die meisten Heilpflanzen ziehen einen mäßig entwässerten Boden und einen sonnigen Standort vor. Wählen Sie für empfindliche Pflanzen windgeschützte, sonnige Plätze. Manche Pflanzen vertragen nur einen bestimmten Temperaturbereich und überleben längeren Frost nicht.

Die beste Pflanzzeit ist der Frühling. Wässern Sie ausreichend nach der Pflanzung und dann einmal pro Woche. Nicht zu stark gießen, da viele Pflanzen ihre wirksamen Bestandteile bei Trockenheit ausbilden. Halten Sie Beete und Kübel frei von Unkraut, und bekämpfen Sie Schädlinge und Krankheiten biologisch.

ERNTE

Die meisten Pflanzen haben eine bestimmte Wachstumszeit und müssen sofort geerntet und verbraucht bzw. konserviert werden. Heilpflanzen sollten rasch verarbeitet werden, um Wirkungsverlust zu vermeiden. Ernten Sie nur gesunde Pflanzen, die frei von Krankheiten, Fraßschäden und Verschmutzungen sind.

Verwenden Sie zum Sammeln einen offenen Korb, damit das Erntegut nicht zerdrückt wird, und vermischen Sie nicht unterschiedliches Pflanzenmaterial. Benutzen Sie zum Schneiden ein scharfes Messer, um die Pflanze nicht zu beschädigen. Tragen Sie bei der Arbeit mit dornigen oder Allergie auslösenden Pflanzen Handschuhe. Ernten Sie die Pflanzen auf dem Höhepunkt ihrer Reife und bei trockenem Wetter, vorzugsweise an einem sonnigen Morgen, nachdem der Tau verdunstet ist. Blätter werden geerntet, wenn sie sich im Frühling oder Sommer öffnen, Blüten bei Blühbeginn, Früchte und Beeren in reifem Zustand, Wurzeln im Herbst.

HEILPFLANZEN FÜR DEN ANBAU

ALOE VERA (siehe Seite 32)
Pflanzzeit: Frühling/Herbst. Benötigt im Haus einen sonnigen Platz; umtopfen nach Bedarf; nicht zu viel gießen.

BEINWELL (siehe Seite 82)
Pflanzzeit: Frühling/Herbst. Liebt es warm, sonnig und feucht.

ZITRONENMELISSE (siehe Seite 67)
Pflanzzeit: Frühling/Herbst. An sonnigem Ort in feuchtem Boden pflanzen; nach der Blüte zurückschneiden.

MUTTERKRAUT (siehe Seite 84)
Pflanzzeit: Herbst/Frühling. An sonnigem Ort in gut entwässertem Boden.

RINGELBLUME (siehe Seite 38)
Pflanzzeit: Frühling/Herbst. An vollsonnigem Ort in entwässertem Boden; Blütenköpfe entfernen.

ROSMARIN (siehe Seite 74)
Pflanzzeit: Frühling/Herbst. An sonnigem, geschütztem Platz pflanzen; im Winter abdecken.

ERNTE DER HEILPFLANZEN

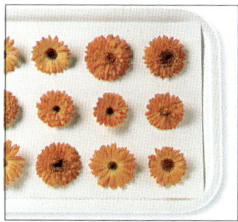

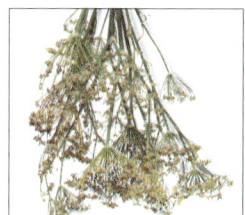

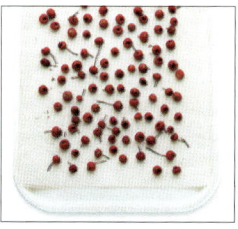

BLÜTEN TROCKNEN
Die Blütenköpfe säubern und auf einem Küchenpapier an einem trockenen Platz ausbreiten, so dass die Blüten nicht aneinander stoßen. Nach dem Trocknen nur die Blütenblätter in einer braunen Papiertüte oder einem dunklen Glas aufheben.

SAMEN TROCKNEN
Die fruchtenden Blütenstände gebündelt mit dem Kopf nach unten aufhängen, darunter ein Papier zum Auffangen der herausfallenden Samen legen. Nach dem Trocknen die Samen vorsichtig herausschütteln und aufheben.

FRÜCHTE TROCKNEN
Die Früchte auf mit Küchenpapier ausgelegtem Tablett ausbreiten und im warmen, leicht geöffneten Ofen 3 bis 4 Stunden trocknen; öfter wenden. An einen warmen, dunklen Ort bringen und gelegentlich wenden; verdorbene Früchte entfernen.

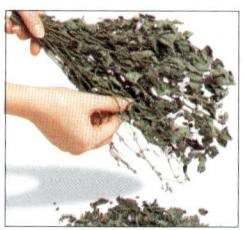

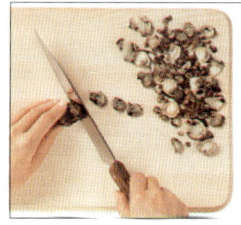

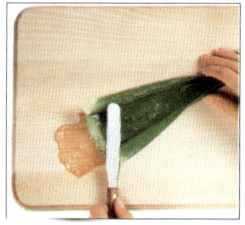

BLÄTTER TROCKNEN
Sträuße aus 8–10 Stängeln in einem warmen, gut gelüfteten, dunklen Raum aufhängen. Nach dem Trocknen die Blätter von den Stängeln reiben. In einem dunklen Glas mit Schraubverschluss oder in einer braunen Papiertüte lagern.

WURZELN TROCKNEN
Die Wurzeln in warmem Wasser säubern. Zerkleinern und auf einem mit Küchenpapier ausgelegten Tablett ausbreiten und im warmen, leicht geöffneten Ofen 2 bis 3 Stunden trocknen. An einem warmen Platz weiter trocknen lassen, dann lagern.

SAFT UND GEL GEWINNEN
Ein Aloe-vera-Blatt vorsichtig der Länge nach aufschneiden und die Ränder nach außen biegen. Mit dem Messerrücken die Blattinnenseiten ausstreichen, um das Gel zu gewinnen. Sofort verbrauchen, da es nicht aufgehoben werden kann.

PFLANZLICHE HEIL-MITTEL HERSTELLEN

Hier finden Sie einfache Schritt-für-Schritt-Anleitungen zur Herstellung gebräuchlicher Pflanzenpräparate. Fehlt Ihnen für diese zeitaufwendige Aufgabe Muße oder Ausrüstung, kaufen Sie fertige Präparate namhafter Hersteller.

GERÄTSCHAFTEN

Verwenden Sie Töpfe und Pfannen aus Glas, Email oder Edelstahl, Messer und Spatel aus Holz oder Stahl sowie Kunststoffsiebe. Mit einer Kelter werden Tinkturen hergestellt. Aluminium meiden, da die Heilpflanzen es schnell aufnehmen. Alle Utensilien mindestens 30 Minuten in verdünnter Sterilisationslösung – wie sie für Säuglingsfläschchen verwendet wird – sterilisieren, um Hygiene zu gewährleisten und Schimmel vorzubeugen.

MENGENANGABEN

Nie mehr als die empfohlene Pflanzenmenge bzw. Dosierung verwenden. Folgende Mengenangaben gelten für das gesamte Buch. Die Anzahl an Tropfen, die 1 ml ergeben, hängt vom Durchmesser der Tropferspitze ab, also wenn nötig, nachzählen.

1 ml = 20 Tropfen
5 ml = 1 Teelöffel (TL)
10 ml = 2 Teelöffel
20 ml = 1 Esslöffel (EL)
70 ml = 1 Sherryglas
150 ml = 1 Tasse

ABKOCHUNGEN HERSTELLEN

Wurzeln, Rinde, Zweige und Beeren muss man meist intensiver behandeln als Blätter oder Blüten, um ihre Inhaltsstoffe herauszulösen. Aus solchen härteren Pflanzenteilen werden Abkochungen hergestellt. Dazu eignet sich frisches oder getrocknetes, zerkleinertes Pflanzenmaterial. Abkochungen heiß oder kalt einnehmen. Standarddosierung: 3–4 Portionen (500 ml) täglich.

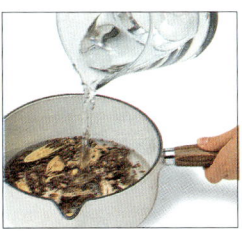

1 DIE KRÄUTER KÖCHELN
20 g getrocknete oder 40 g frische Kräuter in einem Topf mit 750 ml Wasser aufgießen und zum Kochen bringen. 20–30 Minuten köcheln, bis ein Drittel der Wassermenge verkocht ist.

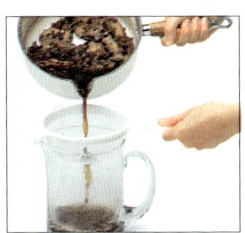

2 ABGIESSEN UND LAGERN
Die Flüssigkeit durch ein Sieb in einen Krug seihen. Die benötigte Menge in eine Tasse gießen, den Krug abdecken und kühl stellen (höchstens 48 Stunden). Ergibt etwa 3–4 Portionen.

AUFGÜSSE HERSTELLEN

Ein Aufguss ist die einfachste Art, empfindlichere Pflanzenteile wie Blätter und Blüten zu verarbeiten. Er wird entweder aus einer Kräuterart oder aus einer Kombination von Heilpflanzen ähnlich wie Tee hergestellt und heiß oder kalt getrunken. Standarddosierung: 3–4 Portionen (500 ml) pro Tag, täglich frisch zubereitet.

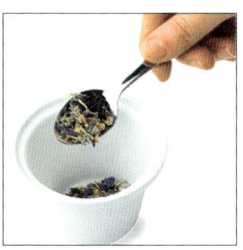

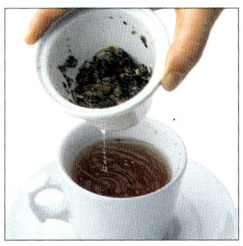

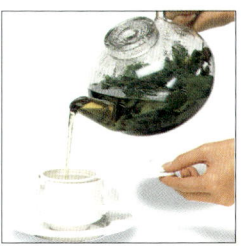

1 AUFGIESSEN
1 TL getrocknete oder 2 TL frische Kräuter bzw. Kräutermischung in ein Teesieb geben und in die Tasse hängen. Mit kochendem Wasser auffüllen.

2 ZIEHEN LASSEN
Die Tasse abdecken und den Aufguss 5–10 Minuten ziehen lassen; dann das Teesieb herausnehmen. Eventuell zum Süßen 1 TL Honig zugeben und sofort trinken. Ergibt etwa eine Portion.

KANNENAUFGUSS
20 g getrocknete oder 40 g frische Kräuter mit 500 ml kochendem Wasser aufgießen und zugedeckt 10 Minuten ziehen lassen. Einen Teil des Aufgusses in eine Tasse abgießen und – wenn gewünscht mit Honig gesüßt – trinken.

TINKTUREN HERSTELLEN

Tinkturen werden durch Einlegen in Alkohol hergestellt, wirken stärker als Aufgüsse oder Abkochungen und sind an kühlem, dunklem Ort bis zu zwei Jahre haltbar. 35- bis 40-prozentiger Wodka eignet sich gut. Standarddosierung: 5 ml zwei bis drei Mal täglich, verdünnt mit 25 ml Wasser.

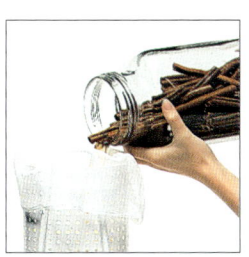

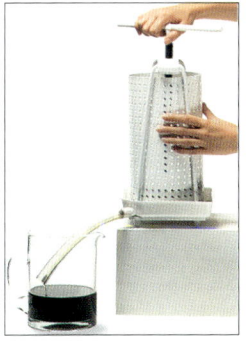

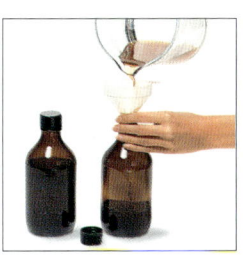

1 IN ALKOHOL ANSETZEN
200 g getrocknete oder 300 g frische zerkleinerte Kräuter in ein Glasgefäß geben und mit 1 l Alkohol aufgießen. Verschließen und beschriften. 1–2 Minuten schütteln, dann für 10–14 Tage an einen kühlen, dunklen Ort stellen; täglich schütteln.

2 EXTRAHIEREN
Die Weinpresse mit einem Tuch auslegen. Die Kräuter-Alkohol-Mischung einfüllen, in einem Krug die Flüssigkeit auffangen.

3 IN FLASCHEN ABFÜLLEN
Langsam pressen, bis alle Flüssigkeit ausgepresst ist; die Kräuterrückstände wegwerfen. Mittels eines Trichters in dunkle Glasflaschen füllen, mit Kork oder Schraubdeckel verschließen, beschriften und lagern.

SALBEN HERSTELLEN

Salben enthalten Öle oder Fette, die mit den Kräutern erhitzt wurden. Im Gegensatz zu Cremes enthalten sie kein Wasser und bilden auf der Haut eine separate Schicht. Sie schützen vor Verletzungen und Entzündung und bringen die wirksamen Bestandteile, wie ätherische Öle, an die betroffene Stelle. Salben helfen z. B. bei Hämorrhoiden oder schützen vor

Feuchtigkeit, z. B. bei aufgesprungenen Lippen. Von den vielen Salbengrundstoffen sind Vaseline oder weiches Paraffin am einfachsten zu verarbeiten. Ätherische Öle werden direkt vor dem Abseihen eingerührt. Salben sind in dunklen Glasgefäßen bis zu drei Monate haltbar. Standarddosierung: Drei Mal täglich etwas Salbe auf die betroffene Stelle auftragen.

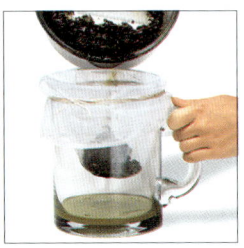

KÖCHELN
500 g Vaseline oder Wachs im Wasserbad schmelzen. 60 g getrocknete oder 150 g frische, gut zerkleinerte Kräuter zusetzen und etwa 15 Minuten unter Umrühren köcheln. Ein Passiertuch in einen Krug hängen.

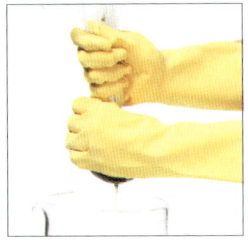

2 KRÄUTER AUSDRÜCKEN
Die Flüssigkeit durch das Passiertuch filtern, dafür immer Gummihandschuhe anziehen. Den heißen Tuchinhalt so gut wie möglich auspressen und die ganze Flüssigkeit in einem Krug auffangen.

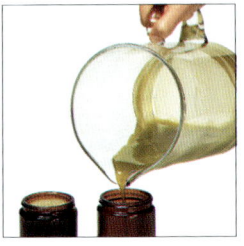

3 AUFBEWAHREN
Die noch geschmolzene Salbe so schnell wie möglich in sterilisierte Gläser füllen. Den Deckel auflegen, aber noch nicht fest verschließen. Nach dem Abkühlen verschließen, beschriften und lagern.

UMSCHLÄGE HERSTELLEN

Umschläge sind Mischungen frischer, getrockneter oder pulverisierter Pflanzen, die auf die betroffene Stelle aufgelegt werden. Sie werden bei Nerven- oder Muskelschmerzen, Verstauchungen und Knochenbrüchen verwendet oder um Eiter aus Geschwüren zu ziehen. Ein Umschlag aus Rotulmenrinde und Ringelblumen- oder Myrre-Tinktur hilft bei eitrigen Abszessen.

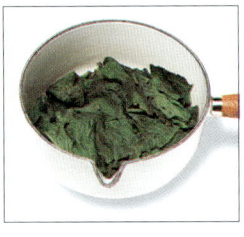

1 KRÄUTER KÖCHELN
So viele Kräuter, dass die betroffene Stelle bedeckt werden kann, etwa 2 Minuten köcheln. Flüssigkeit ausdrücken. Betroffene Stelle mit Öl einreiben, damit nichts festkleben kann, dann die noch heißen Kräuter auflegen.

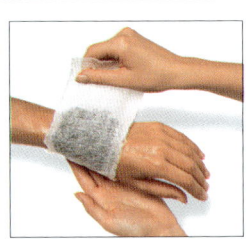

2 DEN UMSCHLAG SICHERN
Mit einer sauberen Mull- oder Baumwollbinde die Kräuter umwickeln und mit Sicherheitsnadeln befestigen. Den Kräuterumschlag etwa 3 Stunden einwirken lassen. Je nach Bedarf alle 2–3 Stunden einen neuen Umschlag auflegen.

CREMES HERSTELLEN

Für die Herstellung von Cremes werden Öl oder Fett mit Wasser zu einer Emulsion gemischt. Geht man zu schnell vor, können sich Öl und Wasser wieder trennen. Anders als Salben ziehen Cremes in die Haut ein und wirken kühlend und beruhigend, während die Haut gleichzeitig natürlich atmen und schwitzen kann. Sie verderben jedoch recht schnell und sollten in dunklen, luftdichten Gefäßen im Kühlschrank aufbewahrt werden. Kleine Mengen an Tinkturen, Pulvern und ätherischen Ölen können vor oder nach Abfüllen der Creme zugefügt werden. Cremes lassen sich auch mit Aufgüssen, Tinkturen oder Ölextrakten zubereiten. Standarddosierung: Zwei bis drei Mal täglich etwas Creme einreiben.

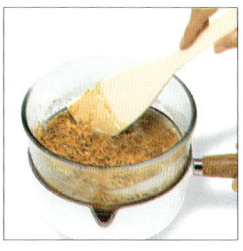

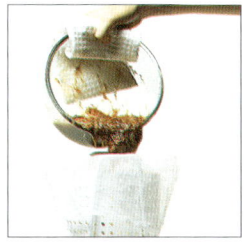

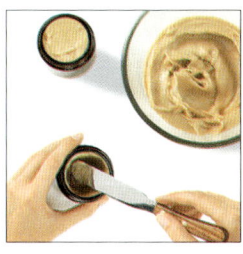

1 WACHS UND KRÄUTER
150 g Emulsionswachs in einer Glasschüssel im Wasserbad schmelzen. 70 g Glyzerin, 80 ml Wasser und 30 g getrocknete oder 75 g frische Kräuter zusetzen und 3 Stunden unter Umrühren köcheln.

2 ABGIESSEN UND ABKÜHLEN
Die Mischung durch eine Weinpresse oder ein Passiertuch abgießen. Danach so lange langsam und stetig rühren, bis die Creme abgekühlt und fest geworden ist.

3 IN GEFÄSSE FÜLLEN
Mit einem kleinen Messer oder Metallspatel die Creme in saubere dunkle Gläser füllen. Verschließen und beschriften. Die Cremes im Kühlschrank aufbewahren und innerhalb von drei Monaten verbrauchen.

KOMPRESSEN UND LOTIONEN HERSTELLEN

Lotionen sind Heilpflanzenpräparate auf Wasserbasis wie Aufgüsse oder Abkochungen, die zum Baden gereizter Haut verwendet werden. Kompressen sind in einer Lotion getränkte Tücher, die auf die Haut aufgelegt werden. Lotionen können in sterilisierten Flaschen mit Deckel im Kühlschrank höchstens zwei Tage aufbewahrt werden. Daraus eine frische Lotion oder Kompresse bereiten.

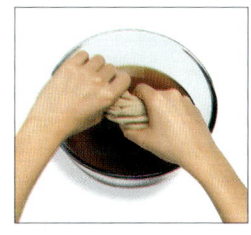

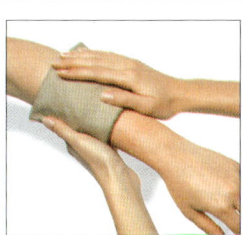

1 DIE KOMPRESSE AUFLEGEN
Die betroffene Stelle mit Öl einreiben, damit nichts festkleben kann, dann die Kompresse aufdrücken. Bei Schmerzen und Schwellungen die Kompresse mit Plastikfolie befestigen und 1–2 Stunden wirken lassen.

2 EINEN AUFGUSS BEREITEN
500 ml Aufguss oder Abkochung so heiß wie möglich bereiten (siehe Seite 22 und 23), damit die Kräuter voll ausgenützt werden. Köchelzeit für den Aufguss etwa 15 Minuten, für die Abkochung etwa 30 Minuten.

SIRUPS HERSTELLEN

Honig und Rohzucker sind wirksame Konservierungsstoffe und werden mit Aufgüssen, Abkochungen oder Tinkturen (1 Teil Tinktur auf 3 Teile Sirup) zu Sirups verarbeitet. Sie können auch dem abgekühlten Sirup etwas unverdünnte Tinktur zugeben, um dessen Wirksamkeit zu verstärken. Auf Grund ihrer beruhigenden Wirkung eignen sich Sirups hervorragend für Präparate gegen Husten oder Halsschmerzen. Mit ihrer Süße überdecken sie den unangenehmen Geschmack mancher Kräuter, was besonders von Kindern geschätzt wird. Sirups sind an kühlem, dunklem Ort bis zu sechs Monate haltbar. Standarddosierung: 5–10 ml drei Mal täglich.

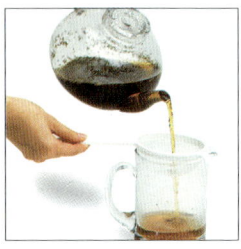 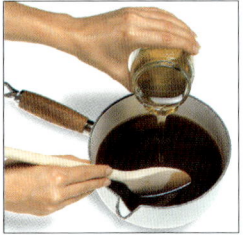 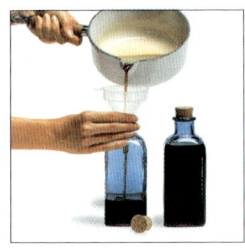

1 AUFGUSS HERSTELLEN
500 ml Aufguss oder Abkochung herstellen (siehe Seite 22–23), dabei so lang wie maximal empfohlen ziehen lassen, um die Wirksamkeit zu steigern. Aufgüsse sollten 15 Minuten ziehen, Abkochungen 30 Minuten köcheln.

2 MIT HONIG ERHITZEN
In einen Topf füllen und 500 g Honig oder Rohzucker zufügen. Unter Umrühren langsam erhitzen, bis sich der Honig/Rohzucker aufgelöst hat und die Mischung eine sirupartige Konsistenz bekommt. Abkühlen lassen.

3 ABFÜLLEN
Den abgekühlten Sirup in sterilisierte Glasgefäße füllen und an einem kühlen, dunklen Ort lagern. Mit Korkstopfen verschließen, da der Sirup gären und explodieren könnte, wenn er mit Schraubdeckeln verschlossen ist.

BELEBENDE WEINGETRÄNKE HERSTELLEN

Mit belebenden Weingetränken lassen sich Pflanzenstoffe zur Vitalisierung und Verdauungsförderung auf angenehme Weise einnehmen. Ein sterilisiertes Glasgefäß oder Keramikfass mit Zapfhahn verwenden, durch den der Wein entnommen werden kann, ohne die Kräuter aufzurühren. Der Wein ist drei bis vier Monate haltbar. Standarddosierung: 70 ml täglich vor dem Essen.

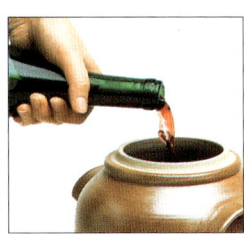 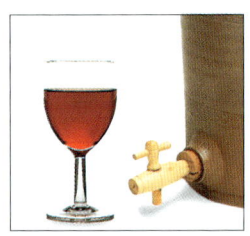

1 MIT WEIN ANSETZEN
In einem großen Gefäß oder Keramikfass 100 g getrocknete oder 200 g frische Bitterkräuter mit 1 l Rot- oder Weißwein übergießen. Das Gefäß gut verschließen, vorsichtig schütteln und ziehen lassen.

2 REIFEN LASSEN
Den Wein zwei (besser sechs) Wochen reifen lassen, dann portionsweise entnehmen. Die Kräuter immer wieder mit Wein aufgießen, damit sie bedeckt sind. Wenn die Kräuter schimmeln, sofort wegwerfen.

HEISSE ÖLEXTRAKTE HERSTELLEN

Durch Aufgießen einer Pflanze mit Öl lassen sich deren fettlösliche Inhaltsstoffe herauslösen. Heiße Ölextrakte werden wie Abkochungen hergestellt und sind bis zu einem Jahr haltbar, frisch jedoch am wirksamsten. Heiße wie kalte Ölextrakte werden als Massageöle angewendet oder Salben und Cremes zugefügt. Vor der Abfüllung können sie zur Wirksamkeitssteigerung mit ätherischem Öl versetzt werden. Insbesondere Gewürzpflanzen wie Pfeffer, Ingwer und Chili ergeben wirksame heiße Ölextrakte, die in die Haut eingerieben werden, um Rheuma- und Arthritisschmerzen zu lindern, die Durchblutung zu fördern und die Muskulatur zu entspannen. Öle aus Blattpflanzen wie Beinwell fördern die Wundheilung.

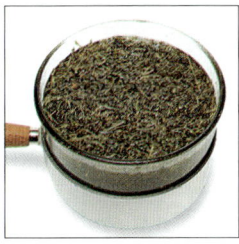

1 IN ÖL KÖCHELN
250 g getrocknete oder 500 g frische zerkleinerte Kräuter in einer Glasschüssel in 750 ml Olivenöl einrühren und im Wasserbad erhitzen. Zugedeckt etwa 2–3 Stunden köcheln lassen. Die Schüssel vom Herd nehmen und beiseite stellen.

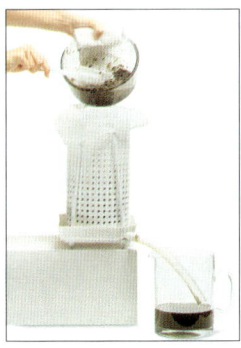

2 DAS ÖL ABGIESSEN
Nach dem Abkühlen in eine Weinpresse füllen, die mit einem Passiertuch ausgelegt ist. Die Flüssigkeit auffangen, den Rückstand auspressen.

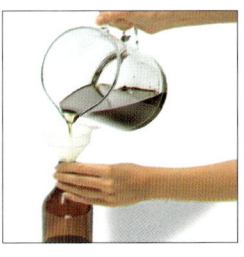

3 IN FLASCHEN FÜLLEN
Den Ölextrakt in saubere, dunkle Glasflaschen füllen. Die Glasflaschen mit Korkstopfen oder Schraubdeckel verschließen und beschriften. Der Extrakt ist ein Jahr haltbar, sollte aber innerhalb von sechs Monaten aufgebraucht werden.

KALTE ÖLEXTRAKTE HERSTELLEN

Kalte Ölextrakte können wie heiße verwendet werden. Am besten eignet sich frisches Pflanzenmaterial, insbesondere die empfindlicheren Teile wie Blüten. Olivenöl eignet sich besonders gut für kalte Ölextrakte, da es selten ranzig wird. Kalte Extrakte können bis zu einem Jahr aufbewahrt werden, sollten idealerweise aber innerhalb von sechs Monaten verbraucht werden.

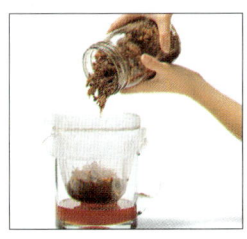

1 MIT ÖL AUFGIESSEN
250 g getrocknete oder 500 g frische Kräuter in ein durchsichtiges Glasgefäß geben und mit 750 ml Olivenöl übergießen. Das Gefäß verschließen und an einen sonnigen Ort, etwa auf das Fensterbrett, stellen. 2–6 Wochen ziehen lassen.

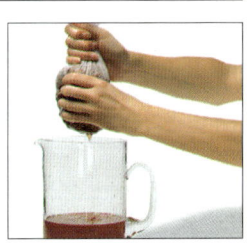

2 ABGIESSEN UND ABFÜLLEN
Die Mischung durch ein Passiertuch abgießen, das über einem Krug befestigt ist. Das Öl vollständig aus den Kräutern auspressen. Das Öl in dunkle Glasflaschen umfüllen, diese beschriften und lagern.

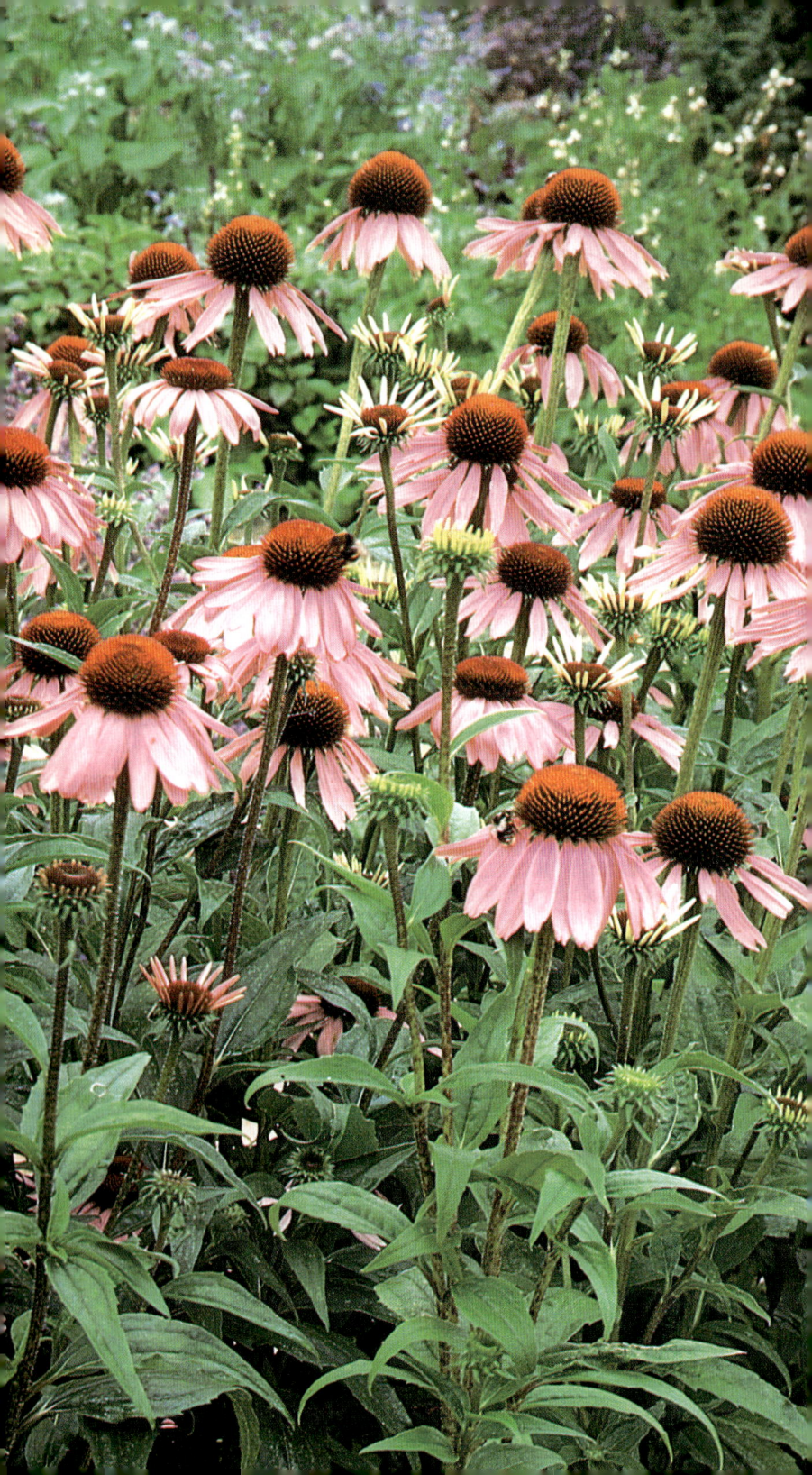

Die Wahl eines Heilmittels

66 wichtige Pflanzenheilmittel und die Beschwerden, bei denen sie optimal wirken. Zu jedem Mittel finden Sie traditionelle und heutige Anwendungen in der Reihenfolge ihrer Bedeutung sowie die wichtigsten Zubereitungsformen.

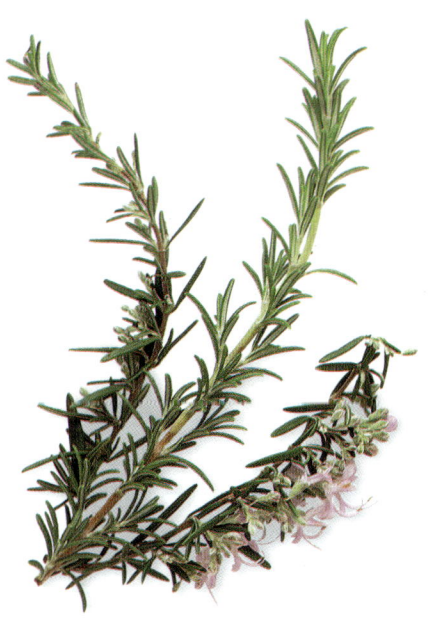

ROSSKASTANIE

Vermindert Flüssigkeitsansammlungen ◆ Hilft bei

Krampfadern, Hämorrhoiden, Atemwegserkrankungen

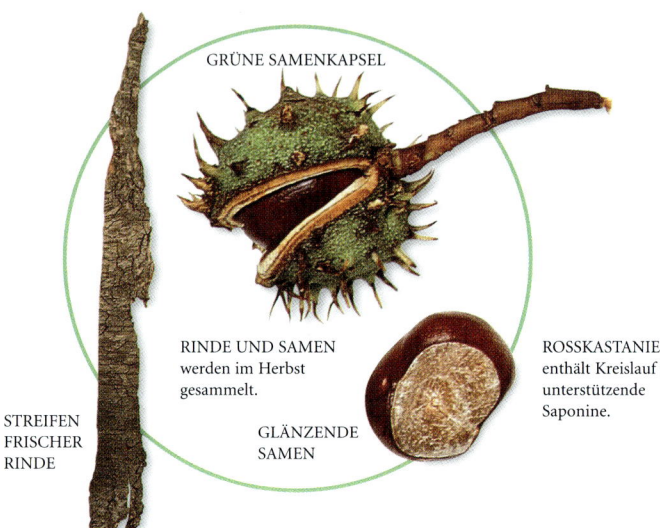

GRÜNE SAMENKAPSEL

RINDE UND SAMEN werden im Herbst gesammelt.

STREIFEN FRISCHER RINDE

GLÄNZENDE SAMEN

ROSSKASTANIE enthält Kreislauf unterstützende Saponine.

HAUPTWIRKUNG

- ADSTRINGIEREND
- ENTZÜNDUNGS-HEMMEND
- VERMINDERT FLÜSSIG-KEITSANSAMMLUNGEN

ZUBEREITUNG

- TINKTUR Wird aus Samen gewonnen. Kann örtlich auf Krampfadern aufgetragen werden.
- ABKOCHUNG Zubereitet aus Rinde oder zerkleinerten Samen, kann sie einem warmen Bad zugegeben Krampfadern oder Gelenkschmerzen lindern.
- RINDE Pulverisierte Rinde hilft bei Durchfall, Krampfadern und Katarrh.

INDIKATIONEN

● KRAMPFADERN

Die innerliche Anwendung in geringen bis mäßigen Dosen oder die äußerliche als Lotion, Salbe oder Gel stärkt die Venenwände und hilft gegen Krampfadern und Hämorrhoiden. Auch bei Beingeschwüren und Erfrierungen hilfreich.

● FLÜSSIGKEITS-ANSAMMLUNG

Rosskastanie wirkt Flüssigkeitsansammlungen entgegen, indem die Durchlässigkeit der Kapillaren erhöht und somit die Rückführung überschüssiger Flüssigkeit in den Kreislauf ermöglicht wird.

● ATEMWEGE

In den USA wurde bei Keuchhusten eine Abkochung der Blätter verabreicht. Die Samen helfen außerdem bei Bronchitis und Katarrh.

● RHEUMA

Nach der Volksmedizin sollen mitgeführte Samen Arthritis vorbeugen und heilen. Aus den Samen gewonnenes Öl wurde in Frankreich bei Rheuma äußerlich angewendet.

● WARNHINWEIS

Bei Einnahme möglicherweise giftig. Zur Selbstbehandlung nur als Lotion, Salbe oder Gel auf unverletzter Haut anwenden. Bei der Zubereitung die Samenhülle abschälen.

KNOBLAUCH

Regt das Immunsystem an ◆ Lindert Haut- und Atemwegsinfektionen ◆ Löst Blutgerinnsel auf

ZWIEBEL Knoblauch ist eine ausdauernde Zwiebelpflanze, die bereits seit Jahrtausenden zu Heilzwecken verwendet wird.

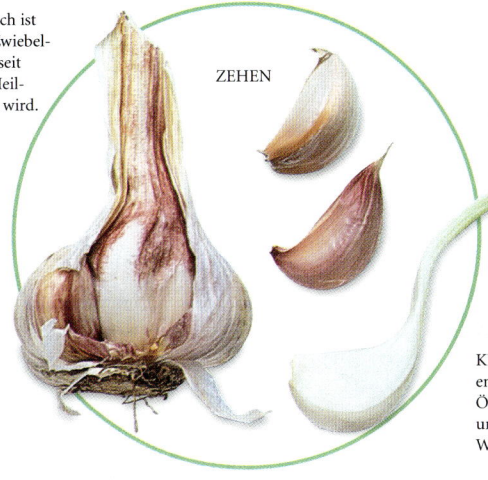

ZEHEN

KNOBLAUCHZEHEN enthalten ätherisches Öl mit antiseptischer und antibiotischer Wirkung.

HAUPTWIRKUNG

- BLUTDRUCK SENKEND
- ANTIBAKTERIELL
- AUSWURF FÖRDERND
- HILFT BEI DIABETES

ZUBEREITUNG

- ZERKLEINERTER KNOBLAUCH Zum Kochen verwendet, senkt Knoblauch die Cholesterinwerte und stärkt das Immunsystem.
- DRAGEES Nahrungsergänzungsmittel mit Knoblauchöl zur Stärkung der Infektionsabwehr.
- TABLETTEN Können täglich in empfohlener Dosierung gegen Bluthochdruck und Bronchitis eingenommen werden.

INDIKATIONEN

● KREISLAUF

Die Blut verdünnende Wirkung beugt Schlaganfällen, Herzkrankheiten und Thrombose vor. Knoblauch senkt die Cholesterinwerte und weitet die Gefäße, wodurch der Blutdruck sinkt.

● ATEMWEGE

Als hervorragendes Mittel gegen alle Arten von Atemwegsinfektionen hilft Knoblauch auch bei Erkältung, grippalen Infekten, Ohreninfektionen und Katarrh. Zusammen mit Antibiotika eingenommen, fördert er deren Wirkung und schützt vor Nebenwirkungen.

● VERDAUUNG

Infektionen des Verdauungstraktes sprechen gut auf Knoblauch an. Kann bei der Bekämpfung von Darmparasiten helfen.

● DIABETES

Knoblauch hilft den Blutzuckerspiegel zu regulieren und ist daher nützlich bei Altersdiabetes.

● HAUTKRANKHEITEN

Frische Knoblauchzehen, direkt auf der Haut verrieben, helfen bei leichten Hautinfektionen.

● WARNHINWEIS

Als Heilmittel für Kinder unter zwölf Jahren nur nach Rücksprache mit einem Phytotherapeuten verwenden.

ALOE VERA

Lindert Schürfwunden, Verbrühungen, Sonnenbrand

Hilft bei Krampfadern, Reizkolon und Verstopfung

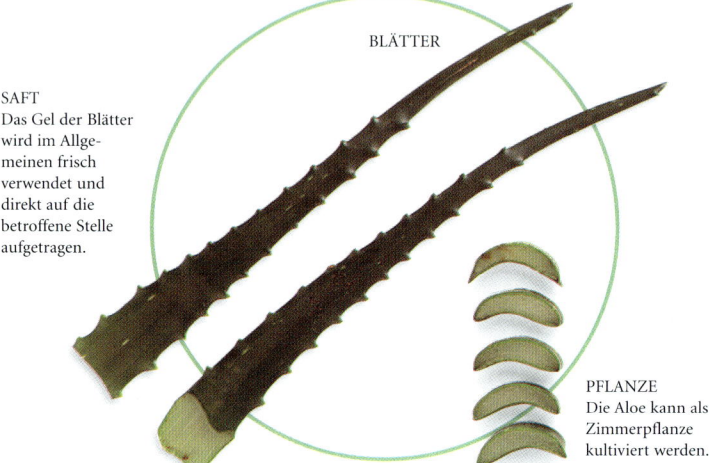

BLÄTTER

SAFT
Das Gel der Blätter
wird im Allge-
meinen frisch
verwendet und
direkt auf die
betroffene Stelle
aufgetragen.

PFLANZE
Die Aloe kann als
Zimmerpflanze
kultiviert werden.

HAUPTWIRKUNG

- WUNDHEILEND
- HAUT PFLEGEND
- FÖRDERT DIE GALLEN-
  ABSONDERUNG
- ABFÜHREND

ZUBEREITUNG

- GEL Wird aus Blättern
  gewonnen und bei
  Verbrennungen auf
  die Haut aufgetragen.
- ALOIN Die Blätter
  sondern eine bittere
  Flüssigkeit ab, die
  getrocknet wird und
  als »Aloin« bekannt
  ist. Zur Behandlung
  von Verstopfung.
- TINKTUR Enthält
  Aloin. Zur Appetitan-
  regung 5 Tropfen in
  Wasser vor den Mahl-
  zeiten einnehmen.

INDIKATIONEN

● KOSMETIK
Aloe vera wird seit lan-
gem als Hautpflegemittel
angewandt.

● ERSTE HILFE
Aloe vera ist ein hervorragendes Erste-Hilfe-Mittel
gegen Verbrennungen,
Schürfwunden, Sonnen-
brand und Verbrühungen.
Das Gel wirkt äußerlich
aufgetragen beruhigend.

● HAUTERKRANKUNGEN
Das Gel ist hilfreich bei
Hauterkrankungen, die
eine beruhigende und
adstringierende Behand-
lung erfordern, wie Ekze-
me. Kann auch in
gewissem Maß bei
Krampfadern helfen.

● GESCHWÜRE
Da sich die schützende
und heilende Wirkung der
Aloe vera auch bei inner-
licher Anwendung entfal-
tet, kann das Gel bei Ma-
gengeschwüren und Reiz-
kolon verabreicht werden.

● ABFÜHRMITTEL
Die bittere gelbe Flüssigkeit (Aloin) wirkt stark
abführend. Sie regt die
Darmbewegung an, was
8–12 Stunden nach Ein-
nahme zur Darment-
leerung führt.

● WARNHINWEIS
Aloin nicht auf die Haut
auftragen. Nicht während
der Schwangerschaft, bei
Hämorrhoiden oder
Nierenerkrankungen
anwenden.

CHINESISCHE ENGELWURZ

Regt Kreislauf und Verdauung an ◆ Reguliert die Menstruation, lindert Periodenschmerzen ◆ Gegen Anämie

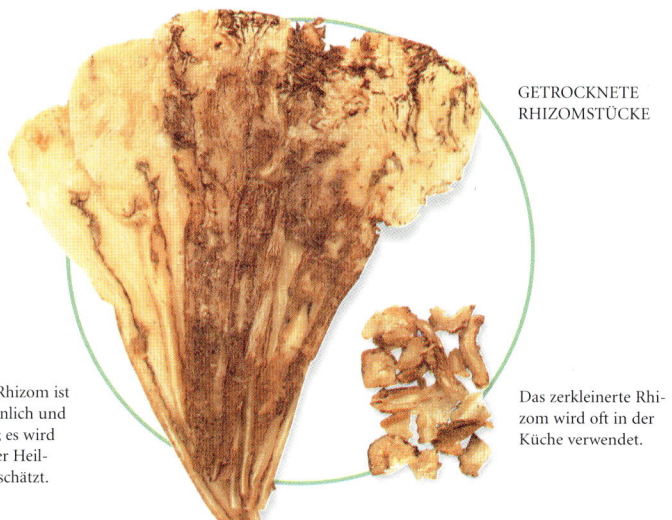

GETROCKNETE
RHIZOMSTÜCKE

RHIZOM
Das große Rhizom ist
außen bräunlich und
innen weiß; es wird
wegen seiner Heil-
wirkung geschätzt.

Das zerkleinerte Rhi-
zom wird oft in der
Küche verwendet.

HAUPTWIRKUNG

- BLUT VERBESSERND
- KRAMPF LÖSEND
- BERUHIGEND
- MENSTRUATIONS-
  FÖRDERND

ZUBEREITUNG

- ZERKLEINERTES
  RHIZOM ist in China
  Zutat in Suppen und
  anderen Speisen.
- AUFGUSS Bei Kreis-
  laufschwäche 1 TL
  zerkleinertes Rhizom
  mit 1 Tasse Wasser
  aufgießen; 1–2 Tassen
  täglich trinken. Oder
  aus der Wurzel Abko-
  chungen zubereiten.
- TINKTUR Bei Peri-
  odenschmerzen oder
  Anämie bis zu 3-mal
  täglich ½ TL mit Was-
  ser einnehmen.

INDIKATIONEN

● KREISLAUF

Engelwurz oder »Dong
Quai« stärkt die Durch-
blutung von Magen und
Darm, Händen und Fü-
ßen. Sie fördert die Ver-
dauung und ist als Um-
schlag bei Furunkeln und
Abszessen nützlich.

● BLUTVERBESSERUNG

Eine Wurzelabkochung
kann zur Bekämpfung
von Anämie und Folgen
von Blutverlust – Blässe,
Herzklopfen oder ver-
minderter Vitalität – an-
gewendet werden. Ist
besonders in China be-
liebt. Studien zeigen, dass
die ganze Pflanze zur Stärkung der Leberfunktion
beiträgt.

● MENSTRUATION

Ideal für Frauen mit starken und schmerzhaften
Monatsblutungen, die zu
Anämie neigen, da Blut-
fluss und Gebärmutter-
kontraktion reguliert werden. Als Tabletten ein gutes Nahrungsergänzungs-
mittel bei Frauenleiden.

● UNFRUCHTBARKEIT

Engelwurz beeinflusst die
Gebärmutter und kann
als Nahrungsergänzungs-
mittel oder Wurzelabko-
chung bei Unfruchtbar-
keit und Schwäche nach
der Entbindung eingesetzt
werden.

● WARNHINWEIS

Nicht während der
Schwangerschaft oder bei
Diabetes einnehmen.

SELLERIE

Hilft bei Blasenentzündung und Harnwegsinfektionen

Lindert Arthritis ◆ Gut gegen Asthma und Bronchitis

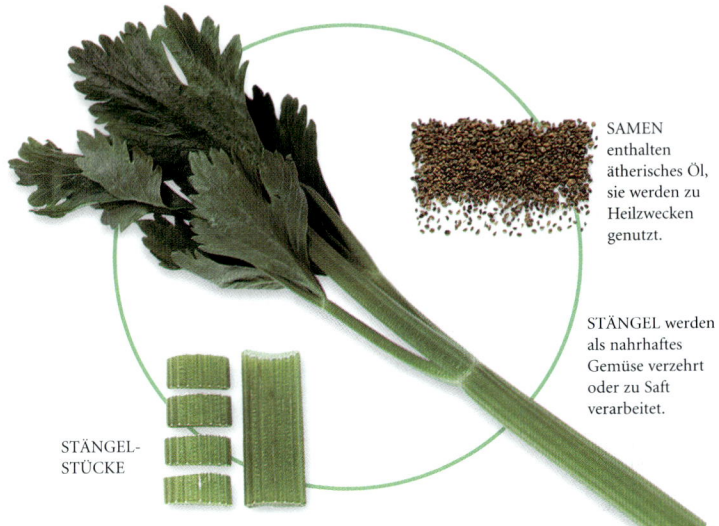

SAMEN enthalten ätherisches Öl, sie werden zu Heilzwecken genutzt.

STÄNGEL werden als nahrhaftes Gemüse verzehrt oder zu Saft verarbeitet.

STÄNGEL-STÜCKE

HAUPTWIRKUNG

- HARN TREIBEND
- ANTIRHEUMATISCH
- HARNWEGSANTI-SEPTIKUM
- BLUTDRUCK SENKEND

ZUBEREITUNG

- SAMEN Können pulverisiert als Aufgüsse bzw. Tinkturen zahlreiche Beschwerden lindern.
- STÄNGEL Dienen als Nahrungsmittel oder können als Saft eingenommen werden; wirken weniger stark als die Samen.
- ÄTHERISCHES ÖL Besitzt eine beruhigende Wirkung auf das zentrale Nervensystem.

INDIKATIONEN

● ENTGIFTUNG

Der reinigende Saft entgiftet den Körper. Die Samen unterstützen die Nieren bei der Ausscheidung von Abfallstoffen und vermindern den Säuregrad im Körper, wodurch Arthritis gelindert wird.

● ENTWÄSSERUNG

Selleriesamen haben eine leicht Harn treibende und ausgeprägt Keim tötende Wirkung. Zur wirksamen Behandlung von Blasenentzündung, da die Blase desinfiziert wird.

● ATEMWEGE

Die Samen helfen bei Atemwegsinfektionen wie Asthma und Bronchitis.

● KREISLAUF

Die Samen verbessern die Durchblutung von Muskulatur und Gelenken.

● BLUTDRUCK

Mit anderen Mitteln kombiniert können die Samen den Blutdruck senken. Auch das ätherische Öl ist bei Bluthochdruck hilfreich.

● WARNHINWEIS

Sellerie während der Schwangerschaft oder bei Nierenerkrankung nicht als Arznei einsetzen. Zum Anbau vorgesehene Samen nicht für die Herstellung von Heilmitteln verwenden. Ätherisches Öl innerlich nur unter Aufsicht eines Therapeuten anwenden.

KLETTE

Entgiftet den Körper ◆ Lindert Ausschlag und

Hautreizungen ◆ Hilft bei Akne und Abszessen

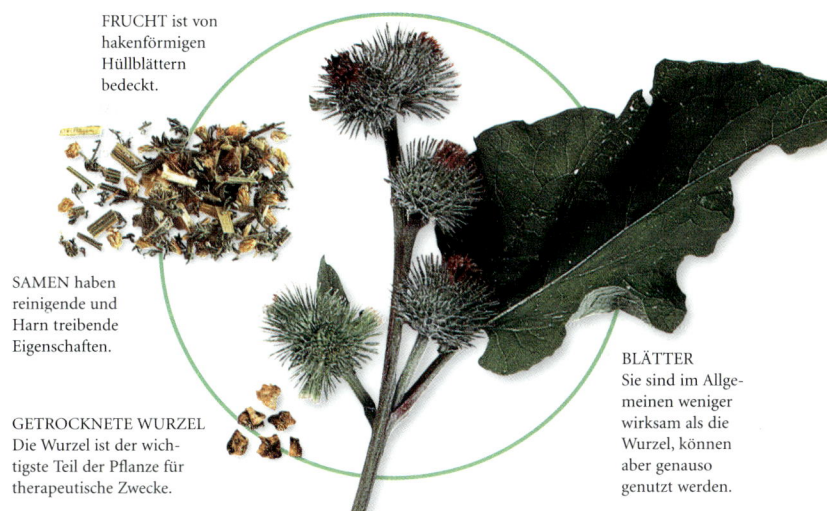

FRUCHT ist von hakenförmigen Hüllblättern bedeckt.

SAMEN haben reinigende und Harn treibende Eigenschaften.

GETROCKNETE WURZEL Die Wurzel ist der wichtigste Teil der Pflanze für therapeutische Zwecke.

BLÄTTER Sie sind im Allgemeinen weniger wirksam als die Wurzel, können aber genauso genutzt werden.

HAUPTWIRKUNG

- REINIGEND
- LEICHT HARN TREIBEND
- WIRKT GEGEN PILZE
- KEIM TÖTEND

ZUBEREITUNG

- AUFGUSS aus den Samen wird für Waschungen bei Akne verwendet. Eine Abkochung der Samen hilft bei Erkältung.
- UMSCHLAG Wird aus Blättern bereitet und auf Abszesse oder Furunkel aufgelegt.
- TINKTUR Sie wird aus der Wurzel zubereitet. Bei Arthritis und Hauterkrankungen 4 Wochen lang täglich 20 Tropfen verdünnt mit Wasser einnehmen.

INDIKATIONEN

● ENTGIFTUNG

Klette ist eine der wichtigsten entgiftenden Heilpflanzen sowohl in der westlichen als auch in der chinesischen Pflanzenheilkunde. Sie stellt ein traditionelles Blutreinigungsmittel dar und war beliebte Zutat für Volksgetränke. Die Wirkstoffe in den Samen unterstützen den Abtransport von Giftstoffen bei fieberhaften Infekten. Die Wurzel fördert die Ausscheidung von Abfallstoffen bei chronischen Hauterkrankungen oder Arthritis.

● HAUTERKRANKUNGEN

Durch die Harn treibenden, antibiotischen und leicht bitteren Eigenschaften hilft die Klette bei Hauterkrankungen, insbesondere wenn Giftstoffe eine Rolle spielen, wie bei Akne, Furunkeln, Abszessen, Ausschlag, Psoriasis, Windelekzem oder Milchschorf. Eine Wurzelabkochung kann zum Waschen bei Pilzinfektionen verwendet werden.

● NIERENSTEINE

Klette ist ein traditionelles Heilmittel gegen Gicht und Nierensteine.

● ERKÄLTUNGEN

Die antibiotisch und entgiftend wirkende Klette eignet sich für die Behandlung fieberhafter Erkältungen mit Halsschmerzen und Husten.

TRAGANT

Stimuliert das Immunsystem ◆ Gibt Kraft und Ausdauer

Verbessert die Widerstandskraft gegen Erkältung

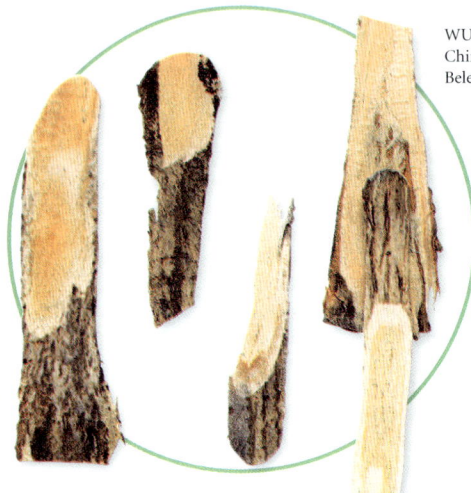

WURZEL wird in China traditionell zur Belebung eingesetzt.

GETROCKNETE WURZELN

HAUPTWIRKUNG

- IMMUNSTIMULIEREND
- HARN TREIBEND
- GEFÄSS ERWEITERND
- ANTIVIRAL

ZUBEREITUNG

- **ABKOCHUNG** Wird aus der Wurzel mit Engelwurz oder Zimt hergestellt.
- **GERÖSTETE RINDE** Als anregendes Stärkungsmittel 5–10 g Rinde pur oder mit 1 TL Honig rösten und zu den Mahlzeiten einnehmen.
- **TINKTUR** Wird aus der Wurzel zubereitet. Gegen nächtliches Schwitzen 1 TL 1- bis 2-mal täglich mit Wasser einnehmen.

INDIKATIONEN

● **STÄRKUNGSMITTEL**
Tragant ist ein klassisches belebendes Tonikum, bei jungen Menschen vielleicht selbst dem Ginseng überlegen. In China glaubt man, dass er den Körper wärmt und stärkt und ihm hilft, sich an äußere Gegebenheiten – insbesondere Kälte – anzupassen. Tragant stärkt das Immunsystem und verbessert die körperliche Ausdauer, was ihn ideal für Sportler macht.

● **SCHWITZEN**
Obwohl er Gefäß erweiternd wirkt, wird Tragant bei übermäßigem – auch nächtlichem – Schwitzen eingesetzt. Er hilft Flüssig-keitsansammlungen und Durst zu lindern.

● **VIRUSINFEKTIONEN**
Obwohl keine Heilpflanze für akute Erkrankungen, hilft Tragant bei Virusinfektionen wie einer Erkältung.

● **BLUTVERBESSERUNG**
Tragant soll den Blutdruck senken und bei Anämie helfen. Als Bluttonikum wird er oft mit Chinesischer Engelwurz kombiniert. Auch hilft er bei Organvorfällen, insbesondere Gebärmuttervorfall, und ist nützlich bei Gebärmutterblutung.

● **WARNHINWEIS**
Nicht bei Hauterkrankungen einnehmen.

BUCCO

Gegen Blasenentzündung und andere Harnwegs-

infektionen ◆ Lindert Blähungen ◆ Fördert die Verdauung

BLÄTTER werden
im Sommer
geerntet; sie
enthalten ein
antiseptisch
wirkendes
ätherisches Öl.

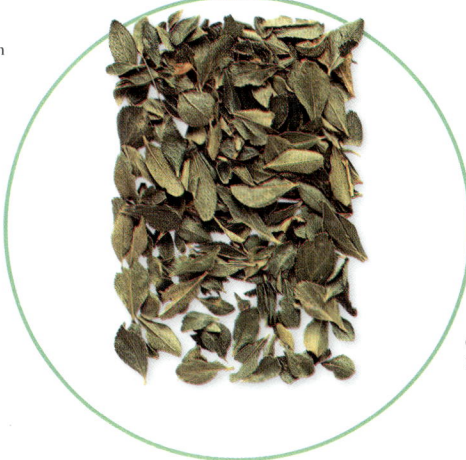

GETROCKNETE
BLÄTTER

HAUPTWIRKUNG

- HARNWEGS-
  ANTISEPTIKUM
- HARN TREIBEND
- ANREGEND
- STIMULIERT DIE
  GEBÄRMUTTER

ZUBEREITUNG

- KAPSELN Pulverisierte
  Blätter in Hartgelati-
  nekapseln (Apotheke)
  füllen. Bei Blasenent-
  zündung 2-mal täglich
  eine 500-mg-Kapsel
  einnehmen.
- AUFGUSS aus den
  Blättern ist der Tink-
  tur vorzuziehen.
- TINKTUR Wird aus
  Blättern gewonnen.
  Bei Harnwegsinfek-
  ten 3-mal täglich
  40 Tropfen mit
  Wasser einnehmen.

INDIKATIONEN

● **HARNWEGSINFEKTE**
Bucco wird oft bei Harn-
wegsinfekten verordnet
und ist in Kombination
mit anderen Heilpflanzen,
wie Maisgriffel und Wa-
cholder, häufig wirksam
bei akuter Blasenentzün-
dung. Regelmäßige Ein-
nahme kann Entzündun-
gen vorbeugen. Bucco ist
besonders wirksam als
Aufguss, wenn die Blasen-
entzündung Folge einer
Candidose ist. Bucco wird
des Weiteren bei Prostata-
entzündung und Reiz-
blase oft zusammen mit
Maisgriffel oder Bären-
traube verordnet. Er
besitzt eine stark antiseptische Wirkung auf das
Harnsystem.

● **HARN TREIBEND**
In Südafrika wird Bucco
von den Hottentotten
traditionell als allge-
meines Stimulans und
Harn treibendes Mittel
verwendet. Er lindert
auch Blähungen.

● **SPÜLUNG**
Aufgüsse eignen sich als
Spülung zur Behandlung
von Leukorrhö (weißem
Scheidenausfluss) und
gelegentlich von
Scheidenpilz.

● **WARNHINWEIS**
Bucco enthält Pulegon,
das die Menstruations-
blutung anregt, und sollte
daher nicht während der
Schwangerschaft oder
Stillzeit angewendet
werden.

37

RINGELBLUME

Lindert Schürfwunden, Ausschlag und Sonnenbrand

Gegen Fußpilz und Soor ◆ Mildert Periodenschmerzen

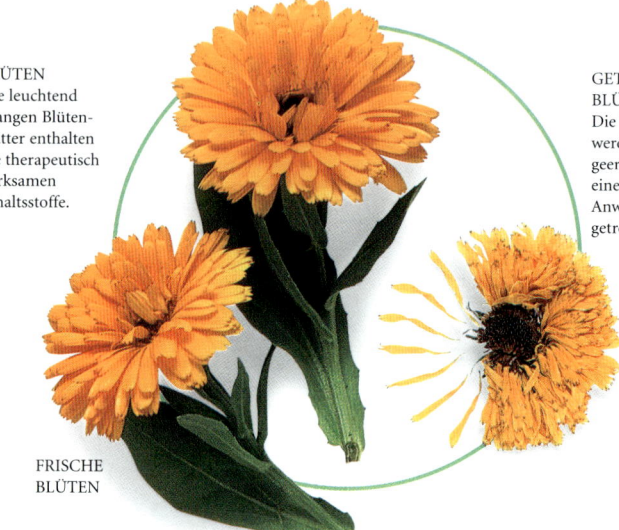

BLÜTEN
Die leuchtend orangen Blütenblätter enthalten die therapeutisch wirksamen Inhaltsstoffe.

GETROCKNETE BLÜTEN
Die Blütenblätter werden im Sommer geerntet und für eine Vielzahl von Anwendungsformen getrocknet.

FRISCHE BLÜTEN

HAUPTWIRKUNG

- ENTZÜNDUNGS-HEMMEND
- WUNDHEILEND
- ANTISEPTISCH
- ADSTRINGIEREND
- ENTGIFTEND

ZUBEREITUNG

- CREME aus den Blütenblättern kann auf Schnitt- und Schürfwunden, trockene Haut oder Sonnenbrand aufgetragen werden.
- ÖLEXTRAKT In Hautcremes wirkt das Öl gut gegen Pilzinfektion der Scheide (Soor).
- AUFGUSS Kann gegen Pilzinfektionen und als Mundwasser bei Mundgeschwüren eingesetzt werden.

INDIKATIONEN

● **HAUTERKRANKUNGEN**
Ein hervorragendes beruhigendes Mittel bei geröteter und entzündeter Haut. Ringelblume ist auch hilfreich bei Akne, Windelekzem und wunden Brustwarzen in der Stillzeit. Sie eignet sich zur Behandlung von Pilzinfektionen, wie Tinea, Fußpilz und auch Soor.

● **ENTGIFTUNG**
Als reinigende Pflanze wirkt Ringelblume Vergiftungen entgegen, die vielen chronischen Krankheiten zu Grunde liegen. Auch Leber und Gallenblase werden gereinigt.

● **MAGENSCHLEIM-HAUTENTZÜNDUNG**
Bei innerer Anwendung hilft Ringelblumentinktur gegen entzündliche Probleme des Verdauungssystems, wie peptische Geschwüre, Entzündungen im unteren Dünndarm (Ileitis), Dickdarm und Magen.

● **ERSTE HILFE**
Ringelblume hemmt die Ausbreitung von Infektionen und beschleunigt die Heilung und hilft so wirksam bei Schnitt- und Schürfwunden sowie Sonnenbrand.

CAYENNEPFEFFER/CHILI

Regt den Kreislauf an ◆ Verbessert die Verdauung

Hilft bei Rheuma und Arthritis

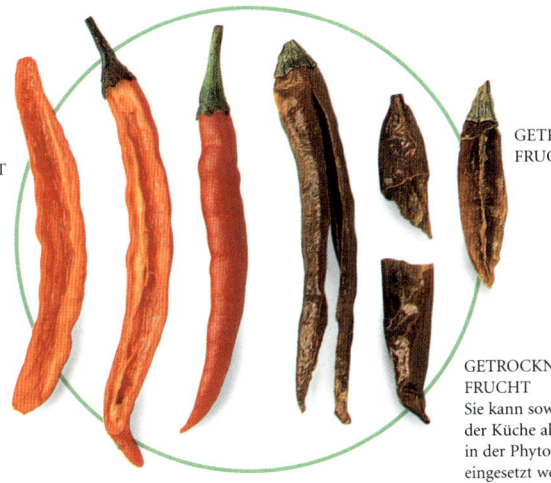

FRISCHE FRUCHT
Die länglichen
Schoten enthalten
die weißen Samen.

**GETROCKNETE
FRUCHT**

**GETROCKNETE
FRUCHT**
Sie kann sowohl in
der Küche als auch
in der Phytotherapie
eingesetzt werden.

HAUPTWIRKUNG

- ANREGEND
- ANTISEPTISCH
- LINDERT MUSKEL-
  KRÄMPFE
- VERSTÄRKT DIE
  HAUTDURCHBLUTUNG
- SCHMERZ LINDERND

ZUBEREITUNG

- PULVER Das als Ge-
  würz verwendete Pul-
  ver kann auch zu Sal-
  ben oder Aufgüssen
  verarbeitet werden.
- ÖLEXTRAKT Wird für
  wärmende Massagen
  bei Muskel- und
  Gelenkschmerzen
  eingesetzt.
- TABLETTEN Geeignet
  zum Langzeitge-
  brauch, insbesondere
  gegen Durchblu-
  tungsstörungen.

INDIKATIONEN

● **ARTHRITIS**
Chili fördert die Durch-
blutung, was bei Rheuma
und Arthritis hilft.

● **KREISLAUF**
Wegen der wärmenden
Eigenschaften hilft Chili
bei Kreislaufschwäche. Er
fördert die Durchblutung
von Händen, Füßen und
inneren Organen. Das
Pulver kann innerlich
angewendet, auf nicht
aufgebrochene Frost-
beulen aufgebracht oder
bei kalten Füßen in die
Socken gestreut werden.

● **HALSSCHMERZEN**
Chili beugt Infektionen
vor und tut gut bei Hals-
und Kehlkopfentzündun-

gen. Zum Gurgeln: 1 Prise
in 25 ml Zitronensaft, verdünnt mit heißem Wasser,
mit Honig gesüßt.

● **VERDAUUNG**
Chili hilft bei Vorbeugung
und Bekämpfung von
Infektionen des Verdau-
ungstraktes. Er regt die
Produktion von Verdau-
ungssäften an und bindet
Blähungen und Koliken.

● **WARNHINWEIS**
Weiße Samen nicht allein
einnehmen. Nicht anwen-
den bei Geschwüren des
Verdauungstraktes oder
Übersäuerung. Während
Schwangerschaft und Stillzeit keine arzneilich wirksamen Mengen einneh-
men. Nach dem Anfassen
Augen nicht berühren.

MARIENDISTEL

Schützt die Leber vor Schädigung ◆ Gut gegen Kater

Kann Depressionen lindern

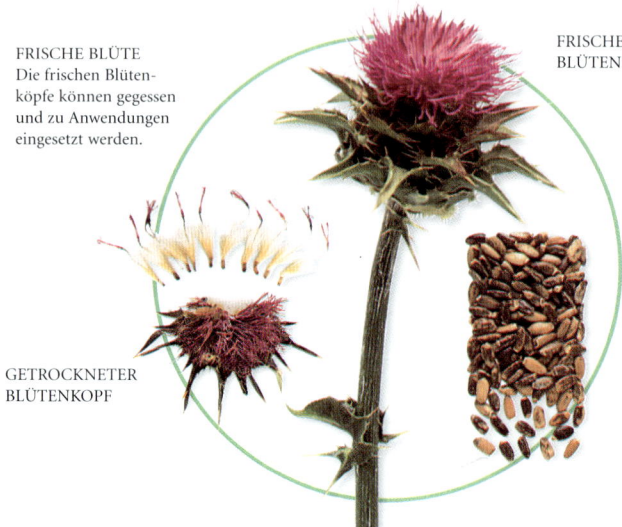

FRISCHE BLÜTE
Die frischen Blüten-
köpfe können gegessen
und zu Anwendungen
eingesetzt werden.

**FRISCHER
BLÜTENKOPF**

SAMEN
Sie enthalten das
Leber schützende
Silymarin und
werden haupt-
sächlich zu
Heilzwecken
genutzt.

**GETROCKNETER
BLÜTENKOPF**

HAUPTWIRKUNG

- SCHÜTZ DIE LEBER
- REGT DIE GALLEN-
  ABSONDERUNG AN
- STEIGERT DIE PRODUKTI-
  ON VON MUTTERMILCH

ZUBEREITUNG

- KAPSELN Enthalten
  die Samen. Bei Kater
  eine 500-mg-Kapsel
  einnehmen.
- ABKOCHUNG Eine
  Abkochung der
  Samen wird bei
  Leberinfektionen
  angewandt. ½ Tasse
  täglich einnehmen.
- TINKTUR Wird aus
  Samen hergestellt.
  Bei Lebererkran-
  kungen täglich bis zu
  10 ml in heißes Was-
  ser geben, abkühlen
  lassen und trinken.

INDIKATIONEN

● **LEBERERKRANKUNGEN**
Mariendistel ist die hauptsächlich eingesetzte Heilpflanze zum Schutz der
Leber und ihrer Stoff-
wechselfunktionen sowie
zur Unterstützung der
Leberzellerneuerung. Sie
wird bei Hepatitis, Gelb-
sucht und Zirrhose sowie
bei Alkoholeinwirkung
angewendet. Tabletten
werden für die Langzeit-
behandlung von Leber-
erkrankungen verordnet.

● **CHEMOTHERAPIE**
Mariendistel kann dazu
beitragen, die Schädigung
der Leber durch Chemo-
therapie in Grenzen zu
halten. Außerdem kann
der Erholungsprozess

nach einer Chemothera-
pie beschleunigt werden.

● **DEPRESSION**
Wurde in ganz Europa
über Jahrhunderte gegen
Depressionen eingesetzt.
Die Blütenköpfe wurden
gekocht und wie Arti-
schocken gegessen und
dienten nach den Winter-
monaten als Stärkungs-
mittel. Man schrieb ihnen
sehr gute Wirkung gegen
Schwermütigkeit zu.

● **MUTTERMILCH**
Nach einer Legende
stammt die weiße Zeich-
nung der Blätter von der
Milch der Jungfrau Maria.
Die Pflanze wurde zur
Steigerung der Mutter-
milchproduktion einge-
nommen.

SENNES

Hilft bei akuter Verstopfung ◆ Bekämpft Mundgeruch
Regt die Darmtätigkeit an

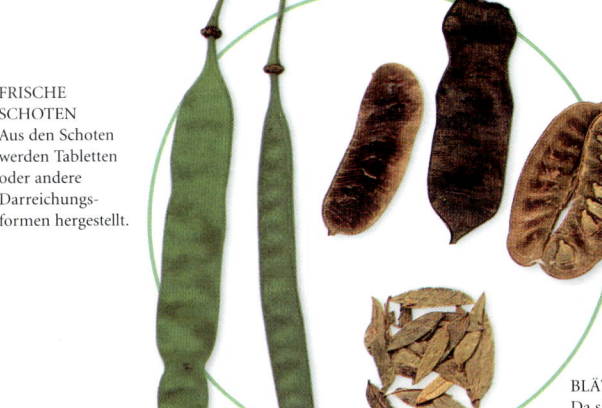

FRISCHE SCHOTEN
Aus den Schoten werden Tabletten oder andere Darreichungsformen hergestellt.

GETROCKNETE SCHOTEN

BLÄTTER
Da sie eine stärkere Wirkung als die Schoten haben, werden sie nur selten verwendet.

HAUPTWIRKUNG

- ANREGEND
- ABFÜHREND
- REINIGEND

ZUBEREITUNG

- AUFGUSS 1–2 Sennesschoten, 1 g frischen Ingwer und 1–2 Gewürznelken mit 1 Tasse kochendem Wasser aufgießen und 15 Minuten ziehen lassen. Lindert Verstopfung.
- TABLETTEN Standardisierte Sennespräparate helfen bei gelegentlicher Verstopfung.
- TINKTUR Wird aus den Schoten zubereitet und zur Behandlung von Verstopfung verordnet.

INDIKATIONEN

● **VERSTOPFUNG**
Sennes ist ein hochwirksames Abführmittel und hilfreich bei gelegentlicher Verstopfung, sollte jedoch nicht länger als zehn Tage eingenommen werden. Sennes wird in der Schulmedizin weitläufig eingesetzt, besitzt einen leicht bitteren, Übelkeit erregenden Geschmack und kann Darmkoliken verursachen. Deshalb wird er oft mit aromatischeren Kräutern gemischt, die die Darmmuskulatur entspannen.

● **SENNOSIDE**
Sennoside sind die Hauptinhaltsstoffe von Sennes und bewirken eine starke Kontraktion der Darmmuskulatur, die etwa zehn Stunden nach der Einnahme zu Stuhlgang führt. Sennoside hemmen die Flüssigkeitsaufnahme aus dem Darm, so dass der Stuhl weich bleibt.

● **MUNDGERUCH**
Gegen Mundgeruch oder sauren Geschmack im Mund kann ein Aufguss als Mundwasser oder zum Gurgeln verwendet werden.

● **WARNHINWEIS**
Nicht Kindern unter zwölf Jahren verabreichen. Nicht länger als zehn Tage einnehmen. Nicht bei Dickdarmentzündung und in der Schwangerschaft anwenden.

WASSERNABEL

Stärkt Nervenfunktion und Gedächtnis ◆ Hilft bei Rheuma und Durchblutungsstörungen ◆ Lindert Ekzeme

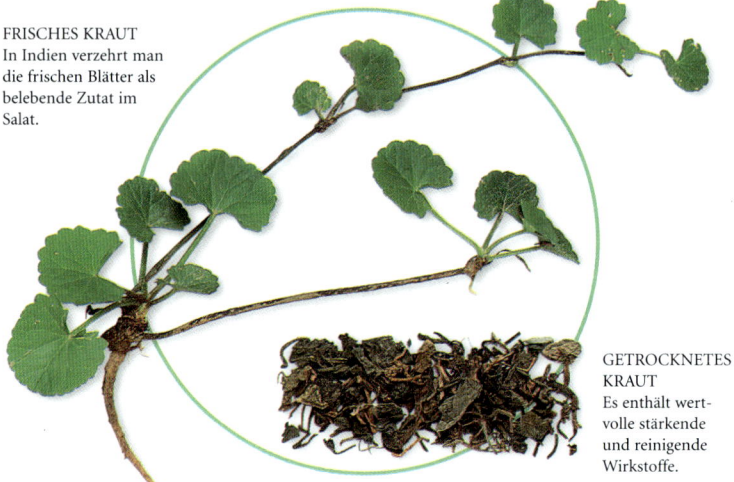

FRISCHES KRAUT
In Indien verzehrt man die frischen Blätter als belebende Zutat im Salat.

GETROCKNETES KRAUT
Es enthält wertvolle stärkende und reinigende Wirkstoffe.

HAUPTWIRKUNG

- STÄRKEND
- LEICHT HARN TREIBEND
- BERUHIGEND
- ANTIRHEUMATISCH
- GEFÄSS ERWEITERND IN GLIEDMASSEN

ZUBEREITUNG

- AUFGUSS Bei Rheuma 2-mal täglich 35 ml einnehmen.
- PULVER Gutes Stärkungsmittel bei täglicher Einnahme von 1–2 g verdünnt mit Wasser. Zum Auftragen auf Ekzeme eignet sich eine Paste.
- TINKTUR Gegen Gedächtnis- und Konzentrationsprobleme 3-mal täglich 30 Tropfen mit Wasser einnehmen.

INDIKATIONEN

● **HAUTERKRANKUNGEN**
In Indien ein Ayurvedamittel, das gegen Lepra, Hautgeschwüre, Ekzeme und andere Hautbeschwerden benutzt wird.

● **RHEUMA**
Wassernabel hemmt Entzündungen. Er wird in der westlichen Medizin gegen Rheuma, Polyarthritis und venöse Durchblutungsstörungen eingesetzt.

● **FRUCHTBARKEIT**
In Indien wird die Heilpflanze zur Fruchtbarkeitssteigerung eingesetzt, obwohl neuere Untersuchungen eher auf eine Verminderung der Fruchtbarkeit hindeuten.

● **VERDAUUNG**
In Indien werden die frischen Blätter Kindern bei Durchfall verabreicht. Die Pflanze wird als Tonikum verwendet und eignet sich auch zur Behandlung von Fieber und allgemeinen Verdauungsstörungen.

● **GEHIRNNAHRUNG**
Salaten oder Gemüse zugesetzt, gilt Wassernabel als reinigendes Tonikum und »Jungbrunnen«. Er fördert Konzentrationsfähigkeit, Gedächtnis und Nervenfunktion.

● **WARNHINWEIS**
Wassernabel verursacht Lichtempfindlichkeit. In manchen Ländern ist seine Verwendung gesetzlich eingeschränkt.

ECHTE KAMILLE

Lindert Wundheit und Ekzeme ◆ Löst schmerzhafte

Muskelverspannungen ◆ Gegen Nervosität

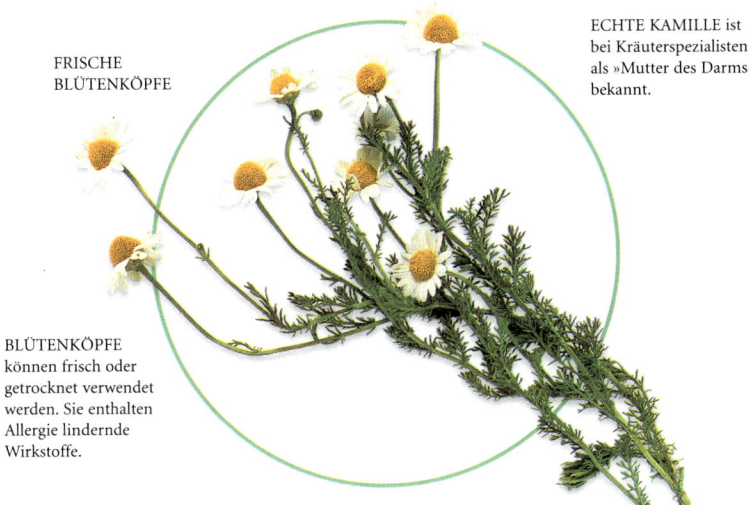

FRISCHE
BLÜTENKÖPFE

ECHTE KAMILLE ist
bei Kräuterspezialisten
als »Mutter des Darms«
bekannt.

BLÜTENKÖPFE
können frisch oder
getrocknet verwendet
werden. Sie enthalten
Allergie lindernde
Wirkstoffe.

HAUPTWIRKUNG

- ENTZÜNDUNGS-
  HEMMEND
- KRAMPF LÖSEND
- ENTSPANNEND
- GEGEN BLÄHUNGEN
- ANTIALLERGISCH

ZUBEREITUNG

- AUFGUSS Getrockne-
  te Kamille wird als
  Aufguss getrunken
  oder einem Bad
  zugesetzt.
- CREME Zum Einrei-
  ben bei wunder oder
  juckender Haut.
- ÄTHERISCHES ÖL in
  Cremes bei Windelek-
  zem oder in Ekzemloti-
  onen verwenden. Bei
  Katarrh 2–3 Tropfen in
  einem Topf mit war-
  mem Wasser nachts
  neben das Bett stellen.

INDIKATIONEN

● **VERDAUUNG**
Kamille wird seit dem ersten Jahrhundert zur Ver-
dauungsförderung einge-
nommen. Sie hilft bei Ma-
genschleimhautentzün-
dung, Blähungen, Koliken,
Verdauungsstörungen,
Übersäuerung, Zwerch-
fellhernien, peptischen
Geschwüren, Morbus
Crohn und Reizkolon.

● **MUSKELKRÄMPFE**
Kamille lindert durch eine
Krampf lösende Substanz
schmerzhafte Muskelver-
spannungen und Peri-
odenschmerzen.

● **SCHLAFLOSIGKEIT**
Kamille ist gut gegen
Reizbarkeit und fördert
den Schlaf, insbesondere
bei Kindern. Den Aufguss
direkt vor dem Schlafen-
gehen einnehmen.

● **HEUSCHNUPFEN**
Kamille wirkt antialler-
gisch und eignet sich für
die Behandlung von
Asthma, Heuschnupfen,
Bronchitis und Katarrh.

● **HAUTERKRANKUNGEN**
Kamillenhaltige Creme
wird auf juckende Haut
und Ekzeme aufgetragen.

● **WARNHINWEIS**
Frische Kamille ruft
Hautentzündungen her-
vor. Ätherisches Öl innerlich unter Aufsicht eines
Therapeuten und äußer-
lich nicht in der Schwan-
gerschaft anwenden.

TRAUBENSILBERKERZE

Hilft bei Hitzewallungen während der Wechseljahre

Lindert Periodenschmerzen ◆ Gegen Gelenkentzündungen

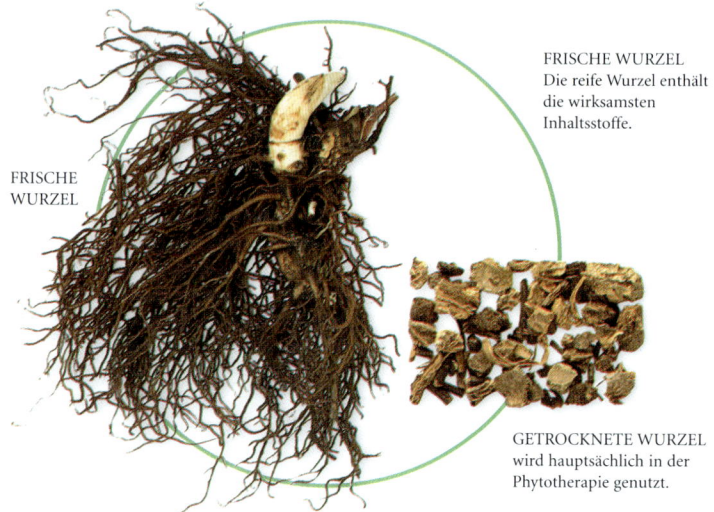

FRISCHE WURZEL
Die reife Wurzel enthält die wirksamsten Inhaltsstoffe.

FRISCHE WURZEL

GETROCKNETE WURZEL wird hauptsächlich in der Phytotherapie genutzt.

HAUPTWIRKUNG

- MENSTRUATIONS-FÖRDERND
- ANTIRHEUMATISCH
- SCHLEIM LÖSEND
- BERUHIGEND

ZUBEREITUNG

- ABKOCHUNG aus der getrockneten Wurzel bei Rheuma 2-mal täglich ½ Tasse trinken.
- TABLETTEN aus der pulverisierten Pflanze werden gegen Wechseljahresbeschwerden verabreicht.
- TINKTUR Lindert Periodenschmerzen. 3-mal täglich 40 Tropfen in 100 ml Wasser einnehmen.

INDIKATIONEN

● **WECHSELJAHRE**
Traubensilberkerze eignet sich zur Behandlung von Wechseljahresbeschwerden wie Hitzewallungen, Depression, Erschöpfung und Stimmungsschwankungen, insbesondere in Kombination mit Johanniskraut.

● **MENSTRUATION**
Von den Indianern wurde die Heilpflanze lange Zeit gegen Frauenleiden eingesetzt. Sie stimuliert die Gebärmutter und wird heute bei Periodenschmerzen und Menstruationsproblemen verwendet, wenn die Progesteronproduktion zu hoch ist.

● **ARTHRITIS**
Die Wurzel unterstützt die Behandlung von Gelenkentzündungen und rheumatischen Problemen einschließlich Polyarthritis.

● **BLUTHOCHDRUCK**
Die beruhigende Wirkung der Pflanze macht sie wertvoll für die Behandlung von Bluthochdruck und vielen anderen Erkrankungen, wie Tinnitus (Ohrgeräusche), Keuchhusten und Asthma.

● **WARNHINWEIS**
Nicht während der Schwangerschaft und Stillzeit einnehmen. Gebrauch unterliegt in einigen Ländern gesetzlichen Bestimmungen.

ZIMT

Gegen Übelkeit, Erbrechen und Durchfall ◆ Fördert die Verdauung ◆ Regt den Kreislauf an

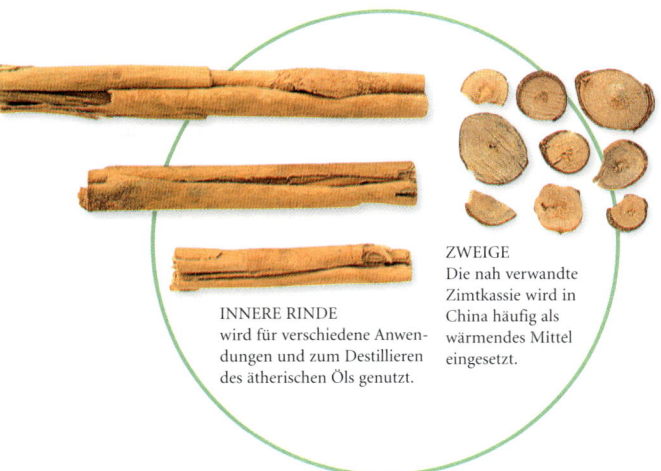

INNERE RINDE
wird für verschiedene Anwendungen und zum Destillieren des ätherischen Öls genutzt.

ZWEIGE
Die nah verwandte Zimtkassie wird in China häufig als wärmendes Mittel eingesetzt.

HAUPTWIRKUNG

- WÄRMENDES ANREGUNGSMITTEL
- GEGEN BLÄHUNGEN
- ANTISEPTIKUM
- ANTIVIRENMITTEL

ZUBEREITUNG

- AUFGUSS Bei Erkältungskrankheiten. 2- bis 3-mal täglich ½ Tasse trinken.
- ÄTHERISCHES ÖL Wird aus der Rinde gewonnen. Bei Wespenstichen nach Bedarf auftupfen. Gegen Husten als Inhalation anwenden.
- PULVER Wird vorwiegend in Indien zur Verdauungsförderung eingesetzt. ¼ TL 2- bis 3-mal täglich mit Wasser einnehmen.

INDIKATIONEN

● **VERDAUUNG**
Zimt hilft bei Verdauungsschwäche und allgemeiner Trägheit. Er wird zur Behandlung von Erschöpfung und in der Rekonvaleszenz eingesetzt.

● **ÜBELKEIT**
Zimt wird häufig als Mittel gegen Übelkeit, Erbrechen und Durchfall verwendet. Das ätherische Öl kann Sonnenblumen- oder Mandelöl zugesetzt und für Bauchmassagen verwendet werden.

● **ERKÄLTUNG**
Zimt verdankt seine Heilkraft vor allem dem flüchtigen Öl, das antivirale Eigenschaften besitzt.

Es lindert Muskelschmerzen und andere Erkältungssymptome und soll Fieber senken.

● **KREISLAUF**
In Indien wie im Westen wird Zimt als »wärmendes« Mittel bei Kältezuständen eingenommen, oft in Kombination mit Ingwer. Die Pflanze regt die Durchblutung von Fingern und Zehen an.

● **WARNHINWEIS**
In zu großen Mengen eingenommen, kann Zimt toxisch wirken. Das ätherische Öl innerlich nur unter Aufsicht eines Therapeuten anwenden. Zimt während der Schwangerschaft nicht als Arznei einnehmen.

ZITRONE

Fördert die Vitalität ◆ Bekämpft Erkältungen ◆ Gegen

Halsschmerzen, Mundgeschwüre, Zahnfleischentzündung

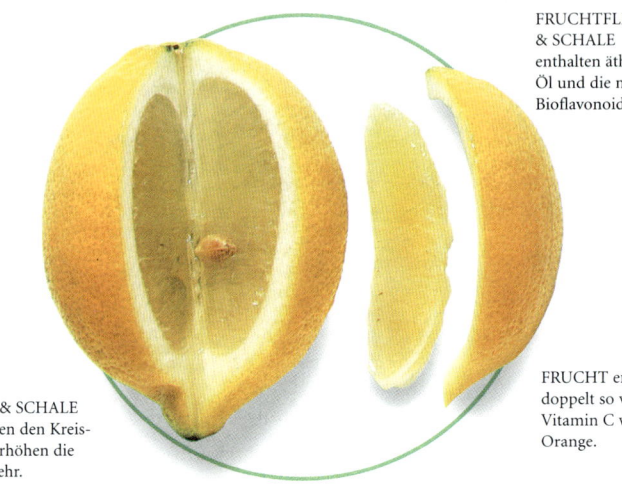

FRUCHTFLEISCH & SCHALE enthalten ätherisches Öl und die meisten Bioflavonoide.

FRUCHT & SCHALE unterstützen den Kreislauf und erhöhen die Infektabwehr.

FRUCHT enthält doppelt so viel Vitamin C wie die Orange.

HAUPTWIRKUNG

- ANTISEPTISCH
- ANTIBAKTERIELL
- ANTIOXIDANS
- FIEBER SENKEND
- ANTIRHEUMATISCH

ZUBEREITUNG

- SAFT Kann verdünnt als Aufguss und Gurgelmittel zur Linderung von Hals- und Zahnfleischentzündungen eingesetzt werden. Zusammen mit Knoblauch und Zimt kann er heiß bei Erkältungskrankheiten eingenommen werden.
- ÄTHERISCHES ÖL 5 Tropfen mit 1 TL Trägeröl verdünnen und auf Mundgeschwüre tupfen.

INDIKATIONEN

● **STÄRKUNGSMITTEL**
Zitrone ist ein Vorbeugungsmittel und bei vielen chronischen Krankheiten ein hilfreiches allgemeines Stärkungsmittel. Sie fördert die Allgemeingesundheit.

● **MUNDPROBLEME**
Auf Grund seiner antiseptischen und reinigenden Wirkung wird Zitronensaft zum Gurgeln bei Zahnfleischbluten, Mundgeschwüren und Halsschmerzen verwendet.

● **ERKÄLTUNG**
Zitronensaft ist gut gegen Erkältungskrankheiten und Atemwegsinfektionen. Er stärkt die Infektionsabwehr von Magen, Leber und Darm.

● **KRAMPFADERN**
Durch ihre stärkende Wirkung auf die Blutgefäße kann Zitrone Atherosklerose (Verdickung der Arterienwände) und Krampfadern bekämpfen.

● **ERSTE HILFE**
Zitronensaft wird als Antiseptikum direkt auf Akne, Sonnenbrand, Warzen, Fußpilz, Insektenstiche, Erfrierungen und Hautpilz (Tinea) aufgetragen.

● **WARNHINWEIS**
Das ätherische Öl innerlich nur unter Aufsicht eines Therapeuten anwenden.

MYRRE

Gegen Mundgeschwüre und Zahnfleischentzündung
Bei Hautentzündungen ◆ Lindert Bronchitis und Katarrh

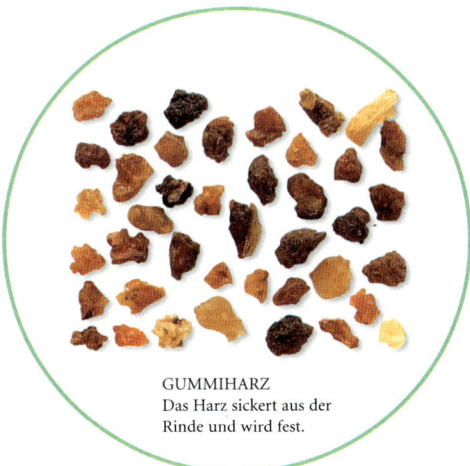

GUMMIHARZ
Das Harz sickert aus der
Rinde und wird fest.

HAUPTWIRKUNG

- ANREGEND
- ANTISEPTISCH
- ENTZÜNDUNGS-
  HEMMEND
- ADSTRINGIEREND
- AUSWURF FÖRDERND
- KRAMPF LÖSEND

ZUBEREITUNG

- TINKTUR Wird aus
  dem Harz bereitet.
  Myrre ist nicht was-
  serlöslich und wird
  daher als Pulver oder
  Tinktur angewendet
  anstatt als Aufguss.
- ÄTHERISCHES ÖL ver-
  dünnt zur Unterstüt-
  zung der Wundhei-
  lung verwenden. Bei
  verschleimten Neben-
  höhlen 3 Tropfen mit
  1 TL Trägeröl verdün-
  nen und einmassieren.

INDIKATIONEN

● MUND UND ZAHNFLEISCH

Myrre gehört zu den
wirksamsten Pflanzenheil-
mitteln bei Halsschmer-
zen, Mundgeschwüren
und Zahnfleischentzün-
dung. Verdünnte Tinktur
wird als Mundwasser und
zum Gurgeln verwendet,
bekämpft Infektionen und
Entzündungen und ver-
dichtet das Gewebe. Bei
Mundgeschwüren jede
Stunde auftupfen.

● ERKÄLTUNG

Myrre kann bei fiebrigen
Infekten von Erkältung
bis zu Drüsenfieber ein-
gesetzt werden. Schleim
lösenden Mischungen
zugesetzt, kann Myrre-
tinktur Katarrh der
oberen Luftwege lindern.
Das ätherische Öl kann
Massageölen zum Ein-
reiben der Brust zugesetzt
werden, um zähe Ver-
schleimung der Atemwege
zu lösen.

● HAUTERKRANKUNGEN

Die adstringierende und
antiseptische Wirkung der
Myrre macht sie wertvoll
für die Behandlung von
Akne, Furunkeln und
leichten Hautentzün-
dungen.

● WARNHINWEIS

Nicht während der
Schwangerschaft anwen-
den, da Myrre die Gebär-
mutter stimuliert. Äthe-
risches Öl nicht innerlich
anwenden.

WEISSDORN

Zur Behandlung von Angina pectoris und koronarer Herzkrankheit ◆ Reguliert den Blutdruck

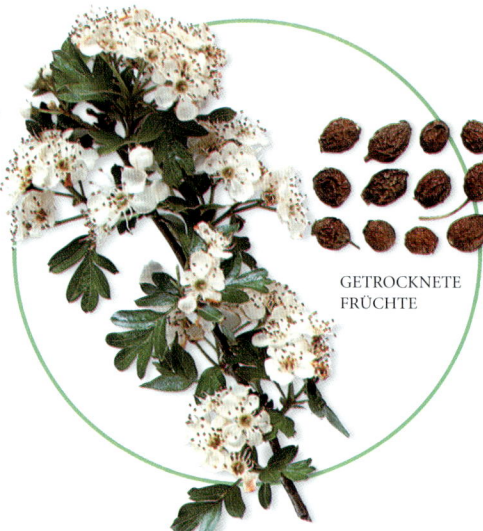

BLÜHENDE TRIEBSPITZEN enthalten Kreislauf anregendes Trimethylamin.

FRUCHT unterstützt die normale Herzfunktion.

GETROCKNETE FRÜCHTE

HAUPTWIRKUNG

- GEFÄSS ERWEITERND
- HERZSTÄRKUNGSMITTEL
- ANTIOXIDANS
- RELAXANS

ZUBEREITUNG

- ABKOCHUNG und Aufguss werden aus den blühenden Triebspitzen und Früchten hergestellt. Sie fördern die Durchblutung und regulieren den Blutdruck.
- TABLETTEN enthalten pulverisierte blühende Triebspitzen. Sie eignen sich für den Langzeiteinsatz.
- TINKTUR aus blühenden Triebspitzen und Früchten stellt die gängigste Zubereitungsform dar.

INDIKATIONEN

● HERZKRANKHEIT

Weißdorn gilt als »Pflanze fürs Herz« und dient der Behandlung von Angina pectoris und koronarer Herzkrankheit. Auch bei leichter Stauungsinsuffizienz und Rhythmusstörungen ist er hilfreich. Wie viele Heilpflanzen wirkt Weißdorn in Einklang mit den körpereigenen physiologischen Vorgängen. Es kann einige Monate dauern, bis seine Wirkung voll zum Tragen kommt. Weißdorn verstärkt die Durchblutung des Herzmuskels und lindert Herzbeschwerden. Als starkes Antioxidans beugt er krankhaften Veränderungen der Blutgefäße vor.

● BLUTDRUCK

Weißdorn ist nicht nur eine wertvolle Arznei zur Bekämpfung von Bluthochdruck, sondern kann auch niedrigen Blutdruck erhöhen. Phytotherapeuten haben herausgefunden, dass Weißdorn den Blutdruck normalisiert.

● GEDÄCHTNIS-SCHWÄCHE

Kombiniert mit Ginkgo wird Weißdorn zur Verbesserung von Gedächtnis und Konzentrationsfähigkeit eingesetzt. Er steigert die Durchblutung und somit die Sauerstoffversorgung des Gehirns.

● WARNHINWEIS

Nur unter Aufsicht eines Therapeuten einnehmen.

KURKUMA

Senkt den Cholesterinspiegel ◆ Mindert das Schlaganfall-
und Herzinfarktrisiko ◆ Gegen Psoriasis und Fußpilz

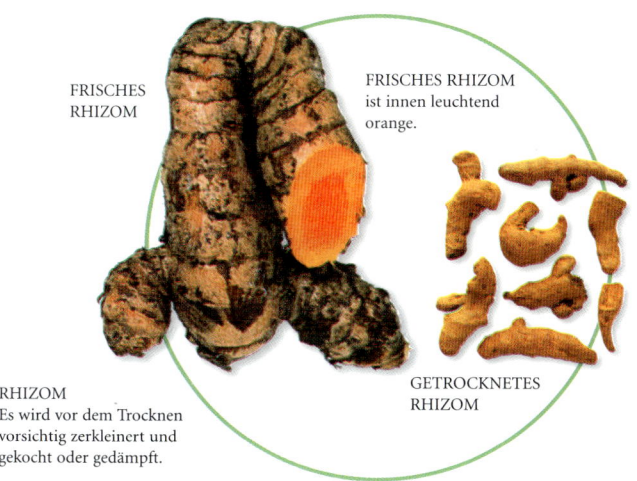

FRISCHES
RHIZOM

FRISCHES RHIZOM
ist innen leuchtend
orange.

GETROCKNETES
RHIZOM

RHIZOM
Es wird vor dem Trocknen
vorsichtig zerkleinert und
gekocht oder gedämpft.

HAUPTWIRKUNG

- ENTZÜNDUNGS-
  HEMMEND
- LINDERT MAGEN-
  SCHMERZEN
- REGT DIE GALLEN-
  ABSONDERUNG AN
- ANTIBAKTERIELL

ZUBEREITUNG

- UMSCHLAG Bei Pso-
  riasis 1 TL Pulver mit
  etwas Wasser mischen
  und die Paste 3-mal
  täglich auftragen.
- PULVER Bei Magen-
  schleimhautentzün-
  dung 1 TL mit Wasser
  mischen und 3-mal
  täglich einnehmen.
- TINKTUR Bei Ekze-
  men 1 TL mit 100 ml
  Wasser 3-mal täglich
  einnehmen.

INDIKATIONEN

● **VERDAUUNG**
Kurkuma hilft gegen Ma-
genschleimhautentzün-
dung und Übersäuerung.
Sie steigert die Schleim-
produktion und schützt
den Magen. Lindert
außerdem Übelkeit und
Reisekrankheit.

● **LEBERLEIDEN**
Sowohl im Ayurveda wie
in der chinesischen Medi-
zin wird Kurkuma tradi-
tionell zur Verbesserung
der Leberfunktion und ge-
gen Gelbsucht eingesetzt.

● **KREISLAUF**
Auf Grund ihrer entzün-
dungshemmenden, Cho-
lesterin senkenden und
Blut verdünnenden

Eigenschaften senkt Kur-
kuma das Schlaganfall-
und Herzinfarktrisiko.

● **ARTHRITIS**
Kurkuma ist nicht
Schmerz stillend, hilft aber
wegen ihrer entzündungs-
hemmenden Eigenschaft
bei Arthritis und entzündlichen Erkrankungen wie
Asthma und Ekzemen.

● **HAUTERKRANKUNGEN**
Auf die Haut aufgetragen,
hilft Kurkuma bei vielen
Hauterkrankungen, auch
bei Psoriasis und Fußpilz.

● **WARNHINWEIS**
Kurkuma kann Hautaus-
schlag verursachen. Bei
Verwendung als Heilmit-
tel übermäßige Sonnen-
bestrahlung vermeiden.

WILDER YAMS

Lindert Menstruationskrämpfe ◆ Zur Behandlung von Reizkolon ◆ Mildert Arthritisschmerzen

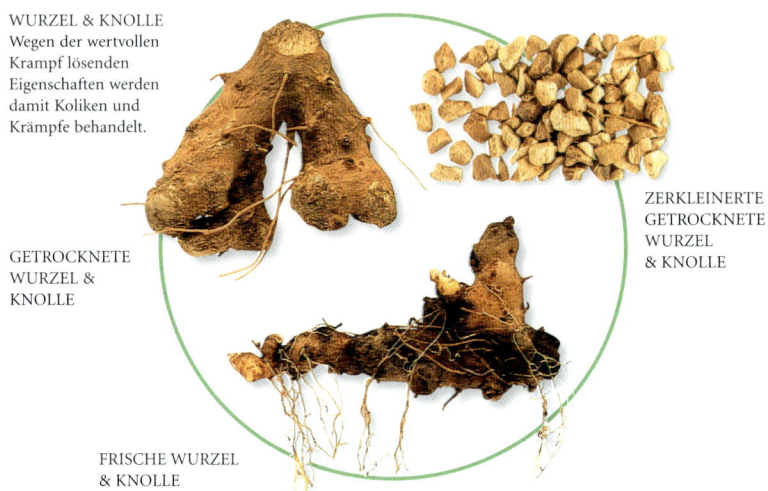

WURZEL & KNOLLE
Wegen der wertvollen Krampf lösenden Eigenschaften werden damit Koliken und Krämpfe behandelt.

ZERKLEINERTE GETROCKNETE WURZEL & KNOLLE

GETROCKNETE WURZEL & KNOLLE

FRISCHE WURZEL & KNOLLE

HAUPTWIRKUNG

- KRAMPF LÖSEND
- ENTZÜNDUNGS-HEMMEND
- ANTIRHEUMATISCH
- FÖRDERT SCHWITZEN
- HARN TREIBEND

ZUBEREITUNG

- ABKOCHUNG Wird aus dem Rhizom bereitet. Bei Reizkolon 2-mal täglich ½ Tasse trinken. Auch zur Behandlung von Perioden- und Wehenschmerzen.
- TINKTUR Wird aus dem Rhizom hergestellt. Bei Arthritis 2-mal täglich ½ TL mit Wasser einnehmen. Gegen Wehenschmerzen nach Bedarf 5–10 Tropfen einnehmen.

INDIKATIONEN

● **ARTHRITIS/RHEUMA**
Die Kombination von entzündungshemmenden und Krampf lösenden Eigenschaften macht Yams wirksam gegen Arthritis und Rheuma. Er lindert Entzündungen und Schmerzen und löst Muskelverspannungen. Die Wirkung der Yamswurzel gegen Koliken und Rheuma ist in Nordamerika gut bekannt.

● **PERIODENKRÄMPFE**
Wilder Yams enthält Diosgenin, eine steroidähnliche Substanz, die Bestandteil der ersten Verhütungspille war. In Nord- und Zentralamerika ist er ein traditionelles Mittel gegen Perioden-, Eierstock- und Wehenschmerzen.

● **WECHSELJAHRE**
Yams normalisiert den Östrogenspiegel in den Wechseljahren.

● **MUSKELKRÄMPFE**
Wilder Yams hilft Krämpfe, Muskelverspannungen und Koliken aufzulösen.

● **VERDAUUNG**
Mit Wildem Yams können Reizkolon, Gallenblasenentzündung und Divertikulitis wirksam behandelt werden.

● **WARNHINWEIS**
Nicht während der Schwangerschaft einnehmen.

SONNENHUT

Stimuliert das Immunsystem ◆ Lindert Asthma und

Allergien ◆ Bekämpft Hautinfektionen

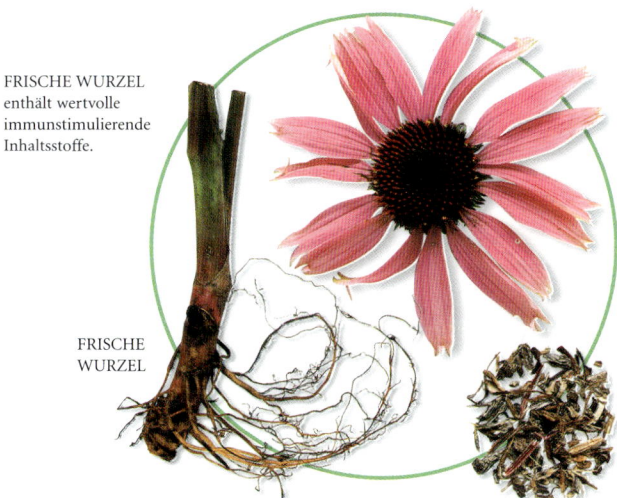

FRISCHE WURZEL
enthält wertvolle
immunstimulierende
Inhaltsstoffe.

BLÜTEN
werden gelegentlich
zur Behandlung
von Infektionen
eingesetzt.

FRISCHE
WURZEL

SAMEN

HAUPTWIRKUNG

- WUNDHEILEND
- ENTZÜNDUNGS-
  HEMMEND
- ANTIBIOTISCH
- ENTGIFTEND
- ANTIALLERGISCH

ZUBEREITUNG

- KAPSELN Enthalten
  pulverisierte Wurzel.
  Bei Erkältung 3-mal
  täglich eine 500-mg-
  Kapsel einnehmen.
- ABKOCHUNG Bei Hals-
  infektionen 3-mal täg-
  lich mit 50 ml gurgeln.
- TABLETTEN als Im-
  munstimulans bei In-
  fektionen einnehmen.
- TINKTUR aus der
  Wurzel bei chroni-
  schen Infektionen
  3-mal täglich ½ TL in
  Wasser einnehmen.

INDIKATIONEN

● ERKÄLTUNG

Als wichtigstes Immun-
stimulans wird Echinacea
zur Bekämpfung von
sowohl viralen als auch
bakteriellen Infektionen
insbesondere zu Beginn
der Erkrankung einge-
setzt. Sie hilft gegen Erkältungskrankheiten und
Bronchitis. Abkochungen
eignen sich hervorragend
zum Gurgeln bei
Halsinfekten.

● POSTVIRALES ER-
SCHÖPFUNGSSYNDROM

Sonnenhut stimuliert das
Immunsystem und ist
besonders hilfreich bei
chronischen Infektionen
sowie postviralem Er-
schöpfungssyndrom.

● ALLERGIEN

Gut gegen Asthma, Heu-
schnupfen und Atem-
wegsbeschwerden.

● AIDS UND HIV

Auf Grund ihrer allge-
mein anregenden Wir-
kung auf das Immun-
system wird Echinacea
zurzeit als Heilmittel
gegen Aids geprüft.

● HARNWEGS-
INFEKTIONEN

Die Einnahme mit ande-
ren antiseptisch wirkenden
Heilpflanzen wie Bucco
hilft bei Nieren- oder
Harnwegsinfektionen.

● WARNHINWEIS

Hohe Dosen können
gelegentlich Übelkeit und
Schwindel hervorrufen.

SIBIRISCHER GINSENG

Steigert körperliche und geistige Ausdauer ◆ Stärkt die
Widerstandskraft gegen Stress ◆ Erhält gute Gesundheit

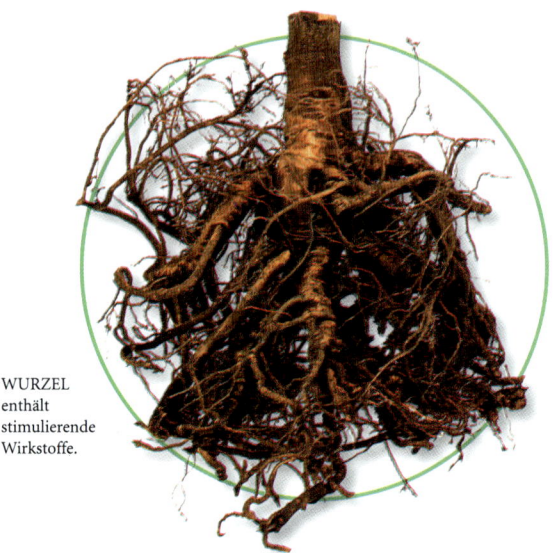

WURZEL
enthält
stimulierende
Wirkstoffe.

HAUPTWIRKUNG

- STÄRKEND
- TONISCH
- STIMULIEREND
- SCHÜTZT DAS
  IMMUNSYSTEM

ZUBEREITUNG

- KAPSELN Enthalten
  die pulverisierte
  Wurzel. Bei Stress
  täglich eine 1-g-
  Kapsel einnehmen.
- ABKOCHUNG Als
  allgemeines Stär-
  kungsmittel 2-mal
  täglich 35 ml trinken.
- TABLETTEN Vor Stress
  verursachenden Er-
  eignissen einnehmen.
- TINKTUR Bei starker
  Belastung 3-mal
  täglich ½ TL mit
  Wasser einnehmen.

INDIKATIONEN

● STÄRKUNGSMITTEL

Ginseng scheint eine stärkende Wirkung auf den
Körper und hier insbe-
sondere die Nebennieren
zu besitzen. Er stärkt die
Widerstandskraft gegen
Hitze, Kälte, Infektionen
und andere körperliche
Stressfaktoren. Ginseng
beugt Infektionen vor und
erhält das Wohlbefinden.

● STRESS UND NERVÖSE ERSCHÖPFUNG

Die Heilpflanze hilft bei
länger anhaltenden Er-
schöpfungszuständen in-
folge Überarbeitung und
Langzeitstress. Sie wird als
Stärkungsmittel verwen-
det und fördert erhol-
samen Schlaf.

● AUSDAUER

Ginseng vermindert die
negativen Auswirkungen
von körperlicher Belas-
tung, z. B. bei sportlichem
Training. Sportler berich-
ten über eine fast hun-
dertprozentige Verbesse-
rung ihrer Ausdauer nach
Einnahme von Ginseng.

● KONZENTRATION

Ginseng steigert die geistige Leistungskraft.

● WARNHINWEIS

Nicht länger als sechs
Wochen anwenden. Nur
unter Aufsicht eines
Therapeuten einnehmen.
Koffein meiden. Neben-
wirkungen sind selten,
bei Überschreiten der
Standarddosis jedoch
wahrscheinlicher.

MEERTRÄUBEL

Lindert Asthma und Heuschnupfen ◆ Gegen Bronchitis
und Atemwegsinfektionen ◆ Steigert die Aufmerksamkeit

STÄNGEL
werden das ganze Jahr
über gesammelt. Die
Heilpflanze ist wegen
des Wirkstoffes
Ephedrin bestens
bekannt.

GETROCKNETE
STÄNGEL

FRISCHE
STÄNGEL

HAUPTWIRKUNG

- STIMULIEREND
- HARN TREIBEND
- ERHÖHT DEN BLUT-
  DRUCK
- WEITET DIE BRONCHI-
  OLEN (LUFTWEGE IN DER
  LUNGE)

ZUBEREITUNG

- ABKOCHUNG Wird
  bei Asthma, Heu-
  schnupfen, Husten
  und Erkältung
  verordnet.
- PULVER Wird in China
  zur Behandlung ein-
  geschränkter Leis-
  tungsfähigkeit der
  Nieren verwendet.
- TINKTUR Zur Behand-
  lung von Rheuma-
  schmerzen sowie
  Asthma, Heuschnup-
  fen und Schüttelfrost.

INDIKATIONEN

● **ASTHMA**
Das Ephedrin in Meer-
träubel wird wegen seiner
entstauenden und anti-
asthmatischen Eigen-
schaften genutzt. Die
Pflanze findet Verwen-
dung in der Behandlung
von Asthma und Heu-
schnupfen. Zusammen
mit anderen Pflanzenheil-
mitteln wird sie bei Em-
physem, Keuchhusten
und anderen Atemwegs-
infektionen eingesetzt.

● **ERKÄLTUNG**
Im akuten Stadium einer
Erkältungskrankheit ein-
gesetzt, senkt Meerträubel
Fieber und lindert Schüt-
telfrost, Schmerzen und
Husten. Er weitet die

Bronchien und verstärkt
die Hautdurchblutung.

● **KONZENTRATION**
Meerträubel ist eine stark
anregende, bitter schme-
ckende Heilpflanze, deren
Inhaltsstoffe zum größten
Teil wie Adrenalin wirken:
Sie steigern die Aufmerk-
samkeit.

● **WARNHINWEIS**
Nur unter Aufsicht eines
Therapeuten einnehmen.
Nicht bei Bluthochdruck,
Prostatavergrößerung
oder Schilddrüsenüber-
funktion anwenden. Ne-
benwirkungen wie Kopf-
schmerzen, Zittern und
Schlaflosigkeit sind mög-
lich. Die Verwendung ist
in einigen Ländern
gesetzlich reglementiert.

EUKALYPTUS

Hilft bei Erkältung ◆ Mildert Katarrh und Nebenhöhlen-

entzündung ◆ Lindert Schmerzen und Versteifungen

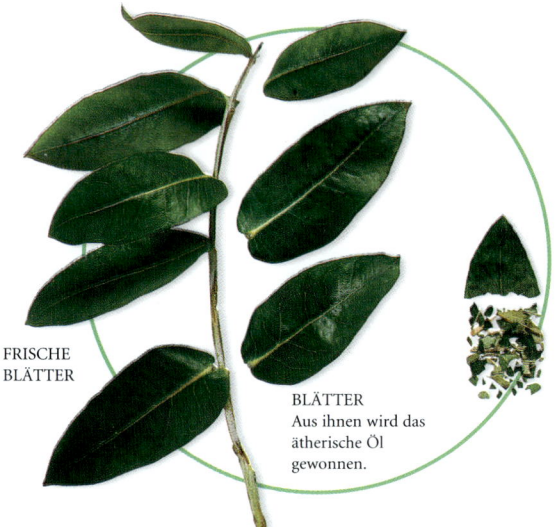

FRISCHE
BLÄTTER

BLÄTTER
Aus ihnen wird das
ätherische Öl
gewonnen.

GETROCKNETE
BLÄTTER

HAUPTWIRKUNG

- ANTISEPTISCH
- SCHLEIM LÖSEND
- REGT DIE ÖRTLICHE
  DURCHBLUTUNG AN

ZUBEREITUNG

- **ÄTHERISCHES ÖL** Bei Erkältung 10 Tropfen in heißem Wasser inhalieren. Zum Einreiben der Brust oder Nebenhöhlen 5 Tropfen mit 10 ml Trägeröl mischen.
- **AUFGUSS** Bei Bronchitis 3-mal täglich 1 Tasse trinken.
- **BONBONS** bei Halsschmerzen lutschen.
- **TINKTUR** Bei tief sitzendem Husten ½ TL in 100 ml Wasser 2-mal täglich einnehmen.

INDIKATIONEN

● **INFEKTIONEN DER UNTEREN ATEMWEGE**
Eukalyptus ist ein Heilmittel gegen Infektionen und Fieber. Er löst Bronchialschleim und hilft bei Infektionen der unteren Atemwege wie Bronchitis und Lungenentzündung. Verdünntes ätherisches Öl kann zum Einreiben der Brust oder Nebenhöhlen verwendet werden, es wärmt und lindert Schmerzen. Hilft gegen Atemwegsprobleme und Verstopfung der Nebenhöhlen.

● **ASTHMA**
Die Pflanze kann als Einreibmittel für die Brust oder zum Inhalieren verwendet werden und lindert asthmatische Beschwerden.

● **ERKÄLTUNG**
Eukalyptus wirkt antiseptisch und ist hilfreich bei Erkältung und Halsschmerzen. Aufguss und Tinktur werden zum Gurgeln verwendet.

● **SCHMERZLINDERUNG**
Gegen Schmerzen und Gelenksteifigkeit bei Rheuma helfen Kompressen mit verdünntem ätherischem Öl. Auch einem Massageöl kann es zugesetzt werden.

● **WARNHINWEIS**
Ätherisches Öl innerlich nur unter Aufsicht eines Therapeuten anwenden.

GEWÜRZNELKENBAUM

Lindert Zahnschmerzen ◆ Hilft gegen Blähungen ◆ Mildert

Husten und Muskelkrämpfe ◆ Verbessert das Gedächtnis

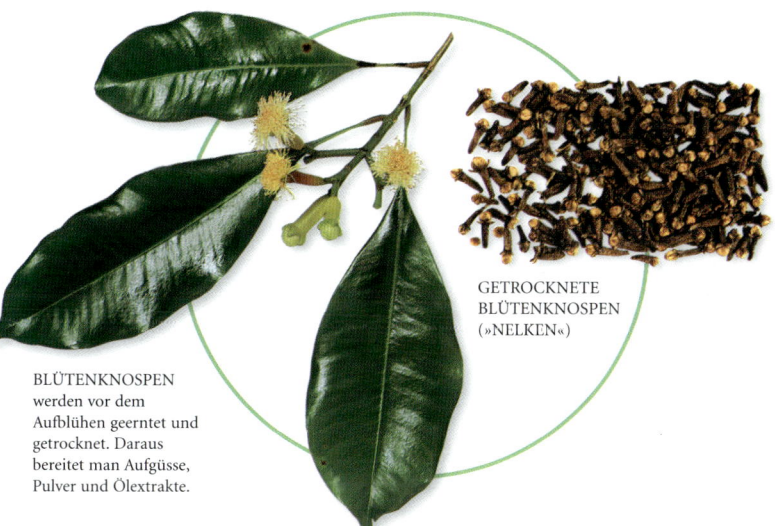

GETROCKNETE
BLÜTENKNOSPEN
(»NELKEN«)

BLÜTENKNOSPEN
werden vor dem
Aufblühen geerntet und
getrocknet. Daraus
bereitet man Aufgüsse,
Pulver und Ölextrakte.

HAUPTWIRKUNG

- ANTISEPTISCH
- STIMULIEREND
- SCHMERZ LINDERND
- GEGEN ERBRECHEN
- KRAMPF LÖSEND
- BLÄHUNGSMITTEL

ZUBEREITUNG

- ÄTHERISCHES ÖL Bei
  Zahnschmerzen 1–2
  Tropfen auf einen
  Wattebausch träufeln
  und den Zahn damit
  einreiben.
- AUFGUSS aus 2 Ge-
  würznelken und 1 Tas-
  se Wasser bereiten,
  3-mal täglich gegen
  Koliken trinken. Hilft
  bei Erbrechen.
- TINKTUR Bei Blähun-
  gen 1-mal täglich
  20 Tropfen mit
  Wasser einnehmen.

INDIKATIONEN

● **STÄRKUNGSMITTEL**
Gewürznelken wurden in
Südostasien als Allheil-
mittel bei nahezu allen
Erkrankungen eingesetzt.

● **ZAHNSCHMERZEN**
Gewürznelken wirken
stark Schmerz lindernd
und antiseptisch. Sie sind
häufiger Bestandteil von
Mundwässern.

● **VERDAUUNG**
Gewürznelken helfen bei
Beschwerden wie Blähun-
gen und Koliken.

● **GEDÄCHTNIS**
Gewürznelken wirken
anregend auf Körper und
Geist. Sie verbessern das
Gedächtnis.

● **VIRUSINFEKTIONEN**
Als Antiseptikum werden
Gewürznelken zur Be-
handlung von Erkältun-
gen, Darminfektionen,
Malaria und Tuberkulose
eingesetzt. Sie bekämpfen
Parasiten wie Krätzmilben.

● **SCHWANGERSCHAFT**
Die Heilpflanze diente der
Vorbereitung auf die Ent-
bindung. Dabei stimuliert
und stärkt sie die Kon-
traktionen der Gebärmut-
ter. Gewürznelken gelten
auch als Aphrodisiakum.

● **WARNHINWEIS**
Äußerliche Anwendung
kann Hautentzündungen
hervorrufen. Ätherisches
Öl innerlich nur unter
Aufsicht eines Thera-
peuten anwenden.

MÄDESÜSS

Gut gegen Magenbeschwerden ◆ Lindert Arthritisschmerzen ◆ Hilft bei Durchfall und Reizkolon

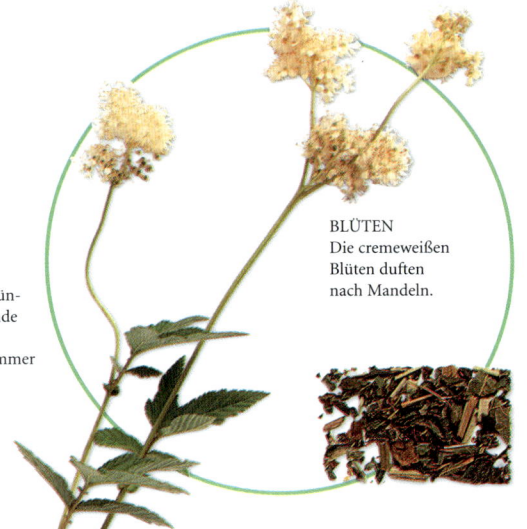

BLÄTTER enthalten entzündungshemmende Salicylate; sie werden im Sommer geerntet.

BLÜTEN Die cremeweißen Blüten duften nach Mandeln.

GETROCKNETE BLÜTEN UND BLÄTTER

HAUPTWIRKUNG

- ENTZÜNDUNGS-HEMMEND
- ANTIRHEUMATISCH
- ADSTRINGIEREND
- HARN TREIBEND
- LINDERT MAGEN-SCHMERZEN

ZUBEREITUNG

- AUFGUSS Nützlich bei fieberhaften Erkältungskrankheiten und Rheumaschmerzen sowie Magenverstimmungen bei Kindern. Bei Verdauungsstörungen alle 2 Stunden 100 ml einnehmen.
- TABLETTEN Dienen der Behandlung von Rheumaschmerzen.
- TINKTUR Wirkt stärker als ein Aufguss.

INDIKATIONEN

● **ÜBERSÄUERUNG**
Mädesüß ist ein Heilmittel gegen Magenübersäuerung und Sodbrennen. Es verringert den Säuregrad im Magen, beruhigt und heilt die Magenschleimhaut. Wird häufig in Kombination mit Süßholz eingesetzt.

● **DURCHFALL**
Mädesüß ist ein sicheres Mittel gegen Durchfall – auch bei Kindern – und wird in Verbindung mit anderen Kräutern bei Reizkolon eingesetzt.

● **RHEUMA**
Die entzündungshemmende und Schmerz lindernde Substanz Salicyl-

säure wurde zuerst aus Mädesüß isoliert und war der Vorläufer von Aspirin. Die Pflanze hilft bei Arthritis und Rheuma wegen ihrer entzündungshemmenden Wirkung und der Fähigkeit, den Säuregrad zu senken.

● **ERKÄLTUNG**
Die Pflanze wurde im Mittelalter »Metkraut« genannt und zum Würzen von Met verwendet. In großen Teilen Europas hat sie eine lange Geschichte in der Volksmedizin. Der Aufguss hilft bei fieberhaften Erkältungskrankheiten.

● **WARNHINWEIS**
Nicht bei Allergie gegen Aspirin einnehmen.

GELBER ENZIAN

Fördert die Verdauung und wirkt Appetit anregend

Lindert Blähungen ◆ Hilft bei Anämie

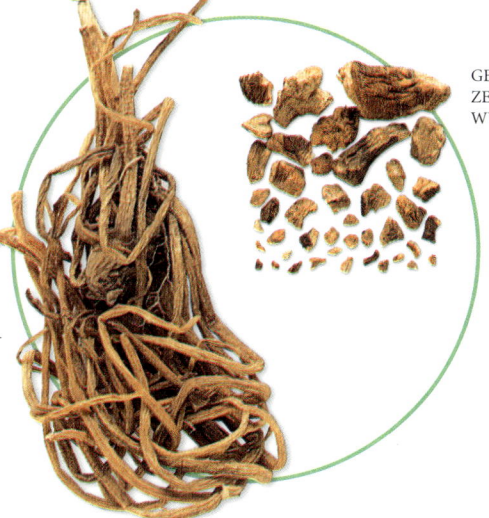

GETROCKNETE,
ZERKLEINERTE
WURZEL

WURZEL wird im
Herbst gesammelt
und zu verdauungs-
fördernden Heil-
mitteln verarbeitet.

HAUPTWIRKUNG

- VERDAUUNGSFÖRDERND
- LINDERT MAGEN-
  SCHMERZEN

ZUBEREITUNG

- ABKOCHUNG Bei
  Anämie und Verdau-
  ungsschwäche 3- bis
  5-mal täglich 25 ml
  einnehmen. Kann zur
  Linderung von Ma-
  genschmerzen vor
  dem Essen einge-
  nommen werden.
- TINKTUR Bei Appetit-
  losigkeit vor dem Es-
  sen 2–5 Tropfen mit
  Wasser einnehmen.
  Die Tropfen mildern
  Heißhunger auf Sü-
  ßes und helfen bei
  Lebererkrankungen,
  Gallenblasenentzün-
  dung und Gelbsucht.

INDIKATIONEN

● APPETITLOSIGKEIT
Enzian regt die Rezep-
toren für bitteren Ge-
schmack auf der Zunge
an, wodurch die Produk-
tion von Speichel und
Magensaft und als Folge
der Appetit angeregt wer-
den. Die Heilpflanze ist
ein Inhaltsstoff traditio-
neller Aperitifs und Bitters
wie Angostura, die den
Magen auf ein schweres
Essen vorbereiten.

● VERDAUUNG
Durch Anregung der
Magentätigkeit werden
viele Verdauungsbe-
schwerden, z.B. Blähun-
gen, gelindert. Die Absonderung von Verdauungs-
säften wird gefördert und
damit die Aufnahme von
Nährstoffen.

● LEBERERKRANKUNG
Die Pflanze stimuliert
Gallenblase und Leber
und verbessert deren
Funktion.

● ANÄMIE
Weil Enzian die Aufnah-
me von Nährstoffen för-
dert – einschließlich Eisen
und Vitamin B_{12} –, ist er
nützlich bei Eisenmangel-
anämie und häufig Be-
standteil von Präparaten
gegen starke Menstrua-
tionsblutungen.

● WARNHINWEIS
Nicht bei Übersäuerung
oder Geschwüren des
Verdauungstraktes
einnehmen.

GINKGO

Verbessert das Gedächtnis ◆ Hilft gegen Altersdemenz

Lindert Asthmabeschwerden

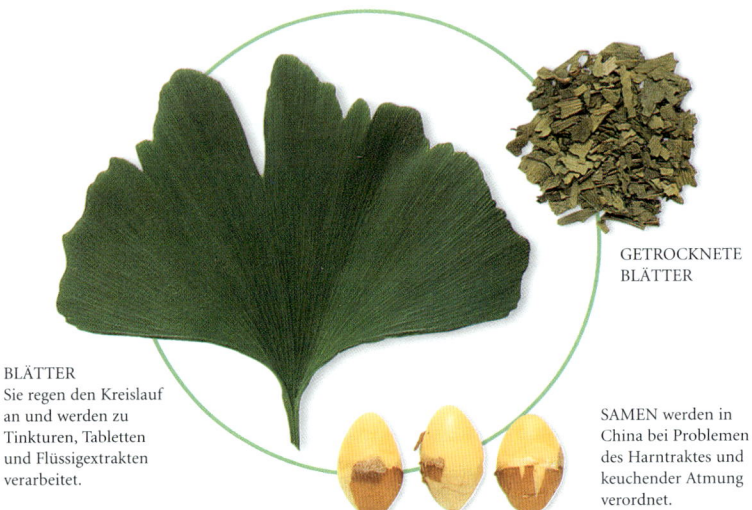

GETROCKNETE BLÄTTER

BLÄTTER
Sie regen den Kreislauf an und werden zu Tinkturen, Tabletten und Flüssigextrakten verarbeitet.

SAMEN werden in China bei Problemen des Harntraktes und keuchender Atmung verordnet.

HAUPTWIRKUNG

- KREISLAUF ANREGEND
- ANTIASTHMATISCH
- KRAMPF LÖSEND
- ANTIALLERGISCH
- ENTZÜNDUNGS-HEMMEND

ZUBEREITUNG

- **FLÜSSIGEXTRAKT** Ein Auszug aus frischen Blättern kann bei Asthma verordnet werden.
- **TABLETTEN** Können bei Kreislauf- und Gedächtnisschwäche angewendet werden.
- **TINKTUR** Wird aus den Blättern hergestellt und bei Kreislaufschwäche angewendet. 2- bis 3-mal täglich 1 TL mit Wasser einnehmen.

INDIKATIONEN

● **GEDÄCHTNIS**
Die Bedeutung der Heilpflanze für die Verbesserung von Hirndurchblutung, Konzentrationsfähigkeit und Gedächtnis sowie für die Behandlung von Demenzerkrankungen ist durch Untersuchungen belegt.

● **HERZKRANZGEFÄSSE**
Leichtere Fälle von Bluthochdruck und Arterienverkalkung können mit Ginkgo behandelt werden. Er entspannt die Gefäße und verbessert die Durchblutung. Wird auch bei Herzrhythmusstörungen und zur Verminderung des Schlaganfallrisikos eingesetzt.

● **KRAMPFADERN**
Ginkgoblätter sind nützlich bei Krampfadern, Hämorrhoiden und Beingeschwüren. Ein Aufguss kann für Waschungen verwendet werden.

● **ASTHMA**
In China wird Ginkgo zur Linderung von Atembeschwerden und Schleimlösung verwendet. Die Blätter werden in der Asthmabehandlung eingesetzt. Seine antiallergische und entzündungshemmende Wirkung macht Ginkgo besonders wertvoll.

● **WARNHINWEIS**
Nur in empfohlener Dosierung anwenden. Kann in überhöhten Dosen toxisch wirken.

SÜSSHOLZ

Hilfreich bei Magenschleimhautentzündung und Verstopfung ◆ Lindert Atemwegsinfekte ◆ Gegen Arthritis

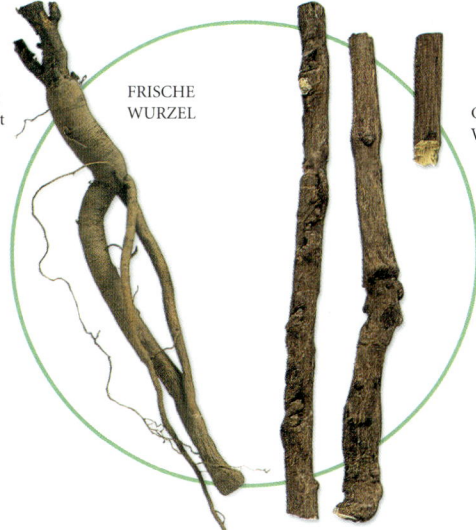

WURZEL
wird im Herbst geerntet; enthält entzündungshemmende Wirkstoffe.

FRISCHE WURZEL

GETROCKNETE WURZEL

HAUPTWIRKUNG

- ENTZÜNDUNGS-HEMMEND
- AUSWURF FÖRDERND
- SCHLEIMHAUTSCHUTZ
- LEICHT ABFÜHREND

ZUBEREITUNG

- **ABKOCHUNG** Gegen Verdauungsstörungen/Verstopfung.
- **EINGEDICKTER SAFT** Bei Verdauungsproblemen kauen.
- **FLÜSSIGEXTRAKT** In Wasser gelöster Dicksaft wird bei Geschwüren verordnet.
- **PULVER** Auf Mundgeschwüre auftragen und sanft einreiben.
- **TINKTUR** Bei Magenschleimhautentzündung 2-mal täglich ½ TL in 100 ml lösen.

INDIKATIONEN

● **GESCHWÜRE**
Süßholz lindert Entzündungen wie Mund und peptische Geschwüre, Magenschleimhautentzündung und Übersäuerung.

● **LEBERERKRANKUNG**
Glycyrrhizin, ein wichtiger Inhaltsstoff von Süßholz, hilft bei Leberzirrhose und chronischer Hepatitis. Hemmt den Steroidabbau in Leber und Nieren.

● **ABFÜHRMITTEL**
Süßholz ist ein mildes Abführmittel und wird – oft in Kombination mit Löwenzahn und Ampfer – in Form einer Abkochung gegen chronische Verstopfung eingesetzt.

● **ATEMBESCHWERDEN**
Süßholz wurde im antiken Griechenland gegen Erkrankungen der unteren Atemwege eingesetzt und besitzt Auswurf fördernde Wirkung, die bei Asthma, Husten und Bronchitis hilfreich ist.

● **ADDISON-KRANKHEIT**
Die Pflanze stimuliert die Nebennieren und hilft so bei Addison-Krankheit.

● **ARTHRITIS**
Süßholz lindert Gelenkentzündungen und Arthritis.

● **WARNHINWEIS**
Süßholz nicht bei Anämie, Bluthochdruck oder während der Schwangerschaft einnehmen.

VIRGINISCHE ZAUBERNUSS

Lindert Hautausschlag und Ekzeme ◆ Beruhigt Krampfadern ◆ Gut bei Wunden und Insektenstichen

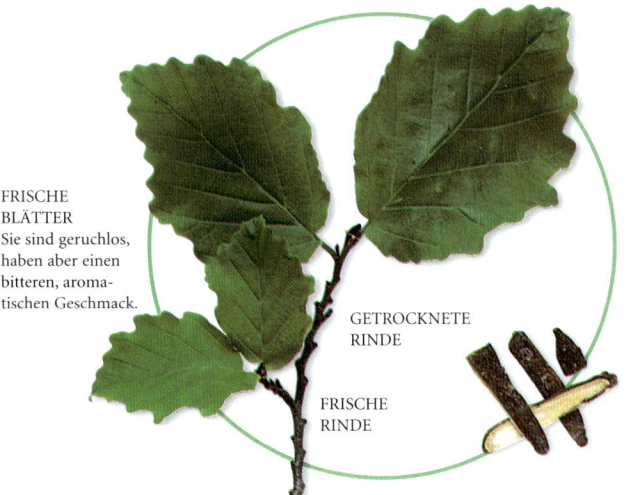

FRISCHE BLÄTTER
Sie sind geruchlos, haben aber einen bitteren, aromatischen Geschmack.

GETROCKNETE RINDE

FRISCHE RINDE

RINDE
wird zur Herstellung von Tinkturen und Salben genutzt.

HAUPTWIRKUNG

- ADSTRINGIEREND
- ENTZÜNDUNGS-HEMMEND
- STILLT ÄUSSERE UND INNERE BLUTUNGEN

ZUBEREITUNG

- DESTILLAT Zum Auftragen auf Insektenstiche, wunde Haut oder Krampfadern.
- AUFGUSS aus den Blättern bekämpft Krampfadern und Zysten.
- SALBE aus der Rinde 2-mal täglich auf Hämorrhoiden geben.
- TINKTUR Wird aus der Rinde hergestellt. 20 ml in 100 ml kaltem Wasser gegen Krampfadern verwenden.

INDIKATIONEN

● HAUTERKRANKUNGEN

Die Zaubernuss hilft bei entzündeter bzw. empfindlicher Haut, z. B. bei Ekzemen. Sie schützt das betroffene Gebiet und beugt Infektionen vor. Lotionen werden zur Behandlung von tiefer liegenden Problemen wie Zysten oder Tumoren eingesetzt.

● ERSTE HILFE

Auf Grund ihres hohen Gehalts an Gerbstoffen, die trocknend wirken, bildet die Zaubernuss eine Schutzschicht und erhöht die Widerstandskraft gegenüber Entzündungen. Sie wird auf Insektenstiche, kleine Schnittwunden, Blutergüsse und Abschürfungen aufgetragen.

● KRAMPFADERN

Die Pflanze ist nützlich bei erweiterten Äderchen im Gesicht, Krampfadern und Hämorrhoiden. Sie verengt erweiterte Venen und stellt die normale Struktur wieder her.

● DURCHFALL

Die Zaubernuss verdichtet die Darmschleimhaut und kann innerlich gegen Durchfall angewendet werden. Sie wird zum Stillen von Blutungen aller Art verwendet.

● WARNHINWEIS

Innerlich nur unter Aufsicht eines Therapeuten anwenden.

TEUFELSKRALLE

Zur Behandlung von Arthritis und Rheuma ◆ Senkt Fieber
Lindert Wundsein, Geschwüre und Abszesse

GETROCKNETE
KNOLLENSTÜCKE

KNOLLEN werden im
Herbst geerntet; man
bereitet daraus ver-
schiedene Heilmittel
gegen Arthritis.

ZERKLEINERTE,
GETROCKNETE
KNOLLE

HAUPTWIRKUNG

- ENTZÜNDUNGS-
  HEMMEND
- SCHMERZ LINDERND
- STEIGERT DIE GALLEN-
  ABSONDERUNG
- VERDAUUNGSFÖRDERND

ZUBEREITUNG

- ABKOCHUNG Bei
  Rheuma 1 TL Wurzel
  in 1 Tasse Wasser
  15 Minuten köcheln.
  Über 1–2 Tage kleine
  Mengen einnehmen.
- TABLETTEN Bequeme
  Anwendungsweise.
  Helfen bei Arthritis
  und Rheuma.
- TINKTUR Bei Arthritis
  in Verbindung mit
  Verdauungsschwäche
  2-mal täglich 30 Trop-
  fen mit Wasser ein-
  nehmen.

INDIKATIONEN

● **ARTHRITIS**
Teufelskralle ist in Apo-
theken und Drogerien als
Mittel gegen Arthritis und
Rheuma erhältlich. Ihre
starke entzündungshem-
mende Wirkung wurde
mit der von Cortison
verglichen. Wirkt häufig
gut in Form von Tink-
turen oder Abkochungen
zusammen mit anderen
entzündungshemmenden
oder reinigenden Pflan-
zenheilmitteln wie Engel-
wurz oder Johanniskraut.

● **SCHMERZLINDERUNG**
Teufelskralle wird bei
Schmerzen verabreicht,
die durch Gelenk- oder
Muskelerkrankungen wie
Gicht, Rückenprobleme,

Weichteilrheumatismus
und Arthritis entstehen.

● **VERDAUUNG**
In Afrika werden Abko-
chungen der Knolle als
Heil- und Stärkungsmittel
bei Verdauungsproblemen
verwendet. Die Pflanze
regt die Tätigkeit des
Magens und die Gallen-
produktion an.

● **HAUTERKRANKUNGEN**
Teufelskralle findet Ver-
wendung in Salben und
Umschlägen bei entzün-
deter Haut, Geschwüren
und Abszessen.

● **WARNHINWEIS**
Nicht bei Magen- oder
Zwölffingerdarmgeschwü-
ren oder in der Schwan-
gerschaft einnehmen.

61

KANADISCHE GELBWURZ

Heilt Wunden, Mundgeschwüre und entzündete Augen

Bessert Nebenhöhlenbeschwerden ◆ Lindert Psoriasis

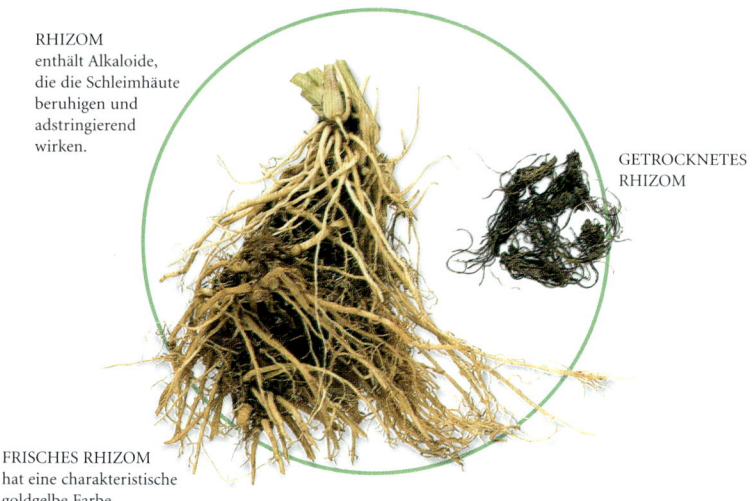

RHIZOM
enthält Alkaloide, die die Schleimhäute beruhigen und adstringierend wirken.

GETROCKNETES RHIZOM

FRISCHES RHIZOM
hat eine charakteristische goldgelbe Farbe.

HAUPTWIRKUNG

- STÄRKUNGSMITTEL
- MILDES ABFÜHRMITTEL
- ENTZÜNDUNGS-HEMMEND
- ANTIBAKTERIELL
- ADSTRINGIEREND
- STIMULIERT DIE GEBÄRMUTTER

ZUBEREITUNG

- KAPSELN mit pulverisiertem Rhizom bei Magenschleimhautentzündung 3-mal täglich eine 500-mg-Kapsel einnehmen.
- ABKOCHUNG Bei Halsschmerzen 3-mal täglich mit 50 ml gurgeln.
- TINKTUR Bei Katarrh 3-mal täglich 20 Tropfen mit Wasser einnehmen.

INDIKATIONEN

● ERKÄLTUNG

Die Heilpflanze kann Halsschmerzen, Nebenhöhleninfektionen, Ohreninfektionen, Katarrh und Augenentzündungen lindern.

● HAUTERKRANKUNGEN

Manche Indianerstämme bereiteten aus der Gelbwurz eine Lotion für Wunden und Geschwüre. Mit Aufgüssen wird Psoriasis behandelt.

● MUNDINFEKTIONEN

Die Gelbwurz bekämpft Infektionen und hilft in Mundwasser bei Zahnfleischentzündungen, Mundgeschwüren und Halsschmerzen.

● VERDAUUNG

Innerlich angewendet, fördert die Heilpflanze die Absonderung von Verdauungssäften, wirkt adstringierend auf die Schleimhäute im Verdauungstrakt und bekämpft Entzündungen.

● MENSTRUATION

Die Pflanze stimuliert die Gebärmuttermuskulatur. Sie lindert starke Blutungen und prämenstruelle Symptome. Aufgüsse stellen wirksame Spülungen bei Scheidenpilz dar.

● WARNHINWEIS

Bei Einnahme zu großer Mengen toxisch. Nicht bei Bluthochdruck oder während Schwangerschaft und Stillzeit einnehmen.

JOHANNISKRAUT

Lindert Depression und Ängste ◆ Hilft bei steifen und

schmerzenden Gelenken ◆ Fördert den Schlaf

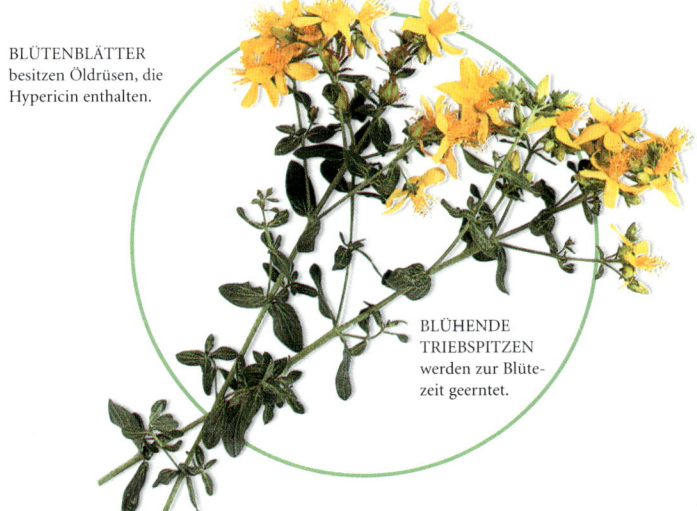

BLÜTENBLÄTTER
besitzen Öldrüsen, die
Hypericin enthalten.

BLÜHENDE
TRIEBSPITZEN
werden zur Blüte-
zeit geerntet.

HAUPTWIRKUNG

- ANTIDEPRESSIV
- KRAMPF LÖSEND
- REGT GALLENFLUSS AN
- ADSTRINGIEREND
- BERUHIGEND
- ANTIVIRAL

ZUBEREITUNG

- CREME Gegen
  Krämpfe oder Ner-
  venschmerzen.
- ÖLEXTRAKT Herge-
  stellt durch 6-wöchi-
  ges Einlegen in Öl.
  Zum Auftupfen auf
  Wunden und Ver-
  brennungen.
- AUFGUSS 100 ml täg-
  lich als Stärkungs-
  mittel trinken.
- TINKTUR Bei Depres-
  sionen 3-mal täglich
  ½ TL mit Wasser
  einnehmen.

INDIKATIONEN

● DEPRESSION

Johanniskraut wird gegen
Angstsymptome, Verspan-
nung, Schlaflosigkeit und
Depression eingesetzt.

● WECHSELJAHRE

Die Pflanze erleichtert die
hormonelle Umstellung
und steigert die Vitalität.

● ERSTE HILFE

Der Ölextrakt wird äußer-
lich bei Wunden, Insektenstichen und Verbrennun-
gen sowie zur Linderung
von Nervenschmerzen und
Krämpfen angewendet.

● LEBERERKRANKUNG

Johanniskraut ist ein
wirkungsvolles Stär-
kungsmittel für die Leber.

● VIRUSINFEKTIONEN

Die ganze Pflanze unter-
stützt die Abwehr gegen
Viren und wird auf einen
möglichen Einsatz in der
Aids-Behandlung hin
geprüft. Sie kann bei Lippenherpes, Windpocken
und Gürtelrose ange-
wendet werden.

● VERDAUUNG

Innerlich angewendet,
hilft der Ölextrakt bei
Koliken, Magenschleim-
hautentzündung und
Geschwüren des
Verdauungstraktes.

● WARNHINWEIS

Kann Empfindlichkeit
gegenüber Sonnenlicht
verursachen. Unterliegt in
manchen Ländern gesetz-
lichen Bestimmungen.

LAVENDEL

Entspannend und Schlaf fördernd ◆ Lindert Kopf-

schmerzen und Verspannungen ◆ Heilt Wunden

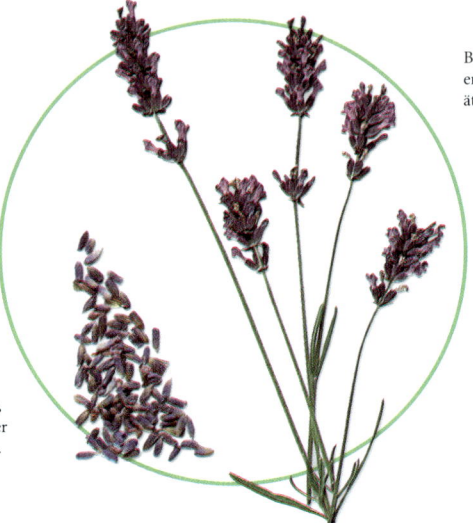

BLÜTEN
enthalten viel
ätherisches Öl.

FRISCHE BLÜTEN
werden gegen Ende
der Blütezeit geerntet,
wenn die Blütenblätter
allmählich verblassen.

HAUPTWIRKUNG

- BLÄHUNGSMITTEL
- LÖST MUSKELKRÄMPFE
- ANTIDEPRESSIVUM
- ANTISEPTISCH
- ANTIBAKTERIELL
- FÖRDERT DURCH-
  BLUTUNG

ZUBEREITUNG

- ÄTHERISCHES ÖL
  Lindert Schmerzen
  und nervöse Erreg-
  barkeit. Als Erste-
  Hilfe-Mittel unver-
  dünnt anwenden.
- AUFGUSS aus den
  Blüten: Bei Verdau-
  ungsstörungen 2-mal
  täglich ½ Tasse
  trinken.
- TINKTUR Bei Schlaf-
  störungen abends
  1 TL mit Wasser
  einnehmen.

INDIKATIONEN

● **DEPRESSION**
Lavendelblüten sind be-
kannt für ihre beruhigen-
de Wirkung. Sie werden
zur Nervenberuhigung
und gegen Reizbarkeit
eingesetzt.

● **SCHLAFSTÖRUNGEN**
Lavendel wird häufig
zusammen mit anderen
Kräutern in Schlafmitteln
eingesetzt. Wenige Trop-
fen in einem Bad oder
aufs Kopfkissen geträufelt,
fördern den Schlaf.

● **ERSTE HILFE**
Das ätherische Öl stellt
ein wertvolles Erste-Hilfe-
Mittel dar. Es wirkt stark
antiseptisch und fördert
die Heilung von Verbren-
nungen, Wunden und ge-
reizter Haut. Auf Insek-
tenstiche aufgetragen, lindert Lavendel Schmerzen
und Entzündung. Bei
Kopfschmerzen wenige
Tropfen Öl in die Schläfen
einmassieren.

● **ASTHMA**
Seine entspannende Wir-
kung macht Lavendel
nützlich bei Asthma, v. a.
wenn gesteigerte Nervo-
sität eine Rolle spielt.

● **VERDAUUNG**
Lavendel bessert Verdau-
ungsstörungen, Koliken
und Blähungen.

● **WARNHINWEIS**
Ätherisches Öl innerlich
nur unter Aufsicht eines
Therapeuten anwenden.

FLACHS (ECHTER LEIN)

Lindert Husten und Halsbeschwerden ◆ Hilfreich bei Magenschleimhautentzündung und Verstopfung

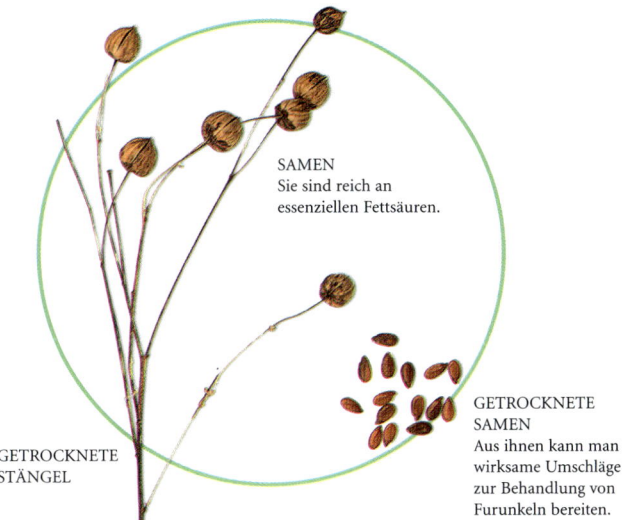

SAMEN
Sie sind reich an essenziellen Fettsäuren.

GETROCKNETE SAMEN
Aus ihnen kann man wirksame Umschläge zur Behandlung von Furunkeln bereiten.

GETROCKNETE STÄNGEL

HAUPTWIRKUNG

- KEIM TÖTEND
- SCHLEIMHAUT SCHÜTZEND
- ENTZÜNDUNGS-HEMMEND
- ABFÜHREND

ZUBEREITUNG

- AUFGUSS mit Honig und Zitronensaft gegen Husten und Halsbeschwerden trinken.
- LEINÖL Wichtige Quelle essenzieller Fettsäuren. Gegen Ekzeme und Polyarthritis täglich 2 TL frisch gepresstes Öl einnehmen.
- SAMEN Bei Verstopfung 1–2 TL einnehmen und danach stets 1–2 Gläser Wasser trinken.

INDIKATIONEN

● **ABFÜHRMITTEL**
Leinsamen quellen im Darm und wirken so abführend; bei Einnahme der Samen ist es wichtig, gleichzeitig viel zu trinken. Samen können im Müsli, mit Honig oder Frischkäse zum Frühstück verzehrt werden.

● **VERDAUUNG**
Leinsamen beruhigen einen gereizten Verdauungstrakt und helfen bei Magenschleimhautentzündung. Das Öl verschafft auch bei Gallensteinen Linderung.

● **HUSTEN/ERKÄLTUNG**
Flachs enthält Linamarin, das die Atemwege beruhigt. Aus Samen bereitete Umschläge helfen bei chronischem Husten, Bronchitis, Rippenfellentzündung und Emphysem.

● **ARTHRITIS**
Leinöl enthält essenzielle Fettsäuren und kann bei Polyarthritis und anderen chronischen entzündlichen Erkrankungen helfen.

● **EITRIGE GESCHWÜRE**
Aus zerquetschten Samen lassen sich Umschläge bereiten, die eitrige Geschwüre zum Reifen bringen, so dass der Eiter abfließen kann.

● **WARNHINWEIS**
Keine unreifen Samen verwenden.

TEEBAUM

Hilft bei Insektenstichen, Verbrennungen, Wunden und

Infektionen ◆ Lindert Zahnfleischerkrankungen

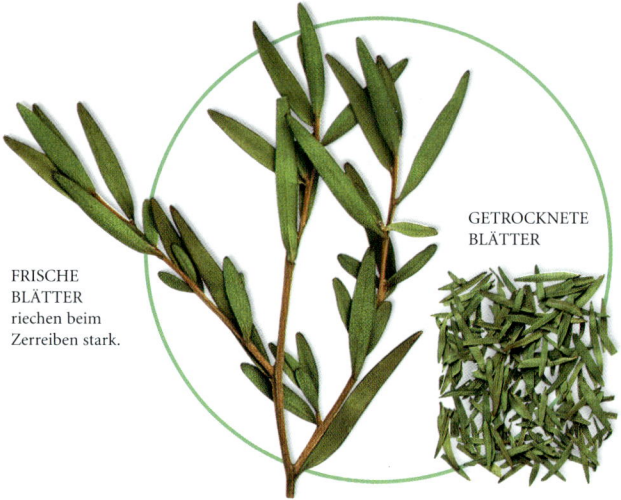

GETROCKNETE BLÄTTER

FRISCHE BLÄTTER riechen beim Zerreiben stark.

BLÄTTER enthalten sehr viel antiseptisch wirkendes ätherisches Öl.

HAUPTWIRKUNG

- KEIM TÖTEND
- ANTIBAKTERIELL
- ANTIMYKOTISCH
- ANTIVIRAL
- IMMUNSTIMULIEREND

ZUBEREITUNG

- CREME 5 Tropfen ätherisches Öl in 1 TL Basiscreme einarbeiten und 3-mal täglich auf Hautunreinheiten auftragen.
- ÄTHERISCHES ÖL Zum Auftupfen bei Fußpilz 3 Tropfen mit 12 Tropfen Trägeröl mischen. Auch unverdünnt anwendbar.
- AUFGUSS aus ½ TL Pflanzenmaterial und 1 Tasse Wasser bereiten und 2-mal täglich einnehmen.

INDIKATIONEN

● **ERSTE HILFE**
Teebaum – insbesondere sein ätherisches Öl – gehört zu den wichtigsten natürlichen Keim tötenden Mitteln und sollte in keiner Hausapotheke fehlen. Gut für infizierte Verbrennungen, Wunden, Insektenbisse und -stiche.

● **MUNDSCHLEIMHAUT**
Als Bestandteil von Mundwässern bekämpft Teebaum Infektionen, Geschwüre und Zahnfleischprobleme, als Gurgellösung auch Halsschmerzen.

● **HUSTEN/ERKÄLTUNG**
Traditionell verwenden die australischen Ureinwohner zerquetschte Teebaumblätter zum Inhalieren oder als Aufguss bei Husten und Erkältung.

● **PILZINFEKTIONEN**
Teebaum ist besonders wirksam in der Behandlung von Pilzinfektionen. Wirkt gegen Akne, Furunkel und Warzen.

● **DRÜSENFIEBER**
Teebaum kann gegen chronische und einige akute Infektionen innerlich angewendet werden (z. B. Blasenentzündung, Drüsenfieber und Chronisches Müdigkeitssyndrom).

● **WARNHINWEIS**
Ätherisches Öl innerlich nur unter Aufsicht eines Therapeuten anwenden.

ZITRONENMELISSE

Gegen Angst und Depression ◆ Lindert Lippenherpes

Bei leichten Verletzungen ◆ Fieber senkend

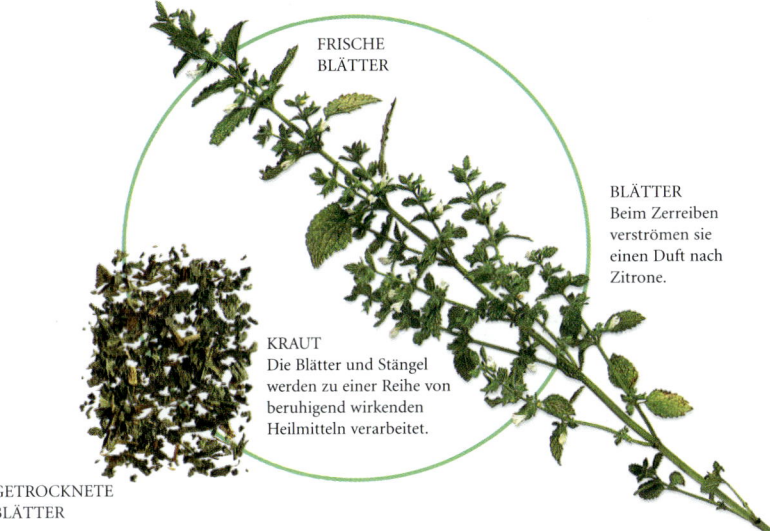

FRISCHE
BLÄTTER

BLÄTTER
Beim Zerreiben
verströmen sie
einen Duft nach
Zitrone.

KRAUT
Die Blätter und Stängel
werden zu einer Reihe von
beruhigend wirkenden
Heilmitteln verarbeitet.

GETROCKNETE
BLÄTTER

HAUPTWIRKUNG

- ENTSPANNEND
- KRAMPF LÖSEND
- SCHWEISS TREIBEND
- ANTIVIRAL
- NERVEN STÄRKEND

ZUBEREITUNG

- ÄTHERISCHES ÖL Bei Gürtelrose 5 Tropfen in 1 TL Olivenöl geben, betroffene Stellen damit einreiben. Auch gut gegen Verspannungen.
- AUFGUSS Damit Lippenherpes betupfen. Bei nervösen Kopfschmerzen oder Depression 3-mal täglich 1 Tasse trinken.
- TINKTUR Bei leichter Depression 3-mal täglich 1–2 TL mit Wasser einnehmen.

INDIKATIONEN

● **DEPRESSION/ANGST**
Die Pflanze wird wegen ihrer beruhigenden Eigenschaften geschätzt und ist ein entspannendes Stärkungsmittel gegen Angst, leichte Depression, Ruhelosigkeit und Reizbarkeit. Sie vermindert Nervosität und Panikgefühle und hilft gegen Herzrasen.

● **ERSTE HILFE**
Zitronenmelisse ist ein Mittel für Schnittwunden und Insektenstiche.

● **LIPPENHERPES**
Zitronenmelisse enthält Polyphenole, die gegen das Herpes-simplex-Virus wirken. Sie verschafft Linderung, verkürzt die Dauer eines Ausbruchs und verringert die Wahrscheinlichkeit weiterer Ausbrüche.

● **SCHILDDRÜSEN-ÜBERFUNKTION**
Zitronenmelisse hemmt die Schilddrüsenfunktion und wird bei Überfunktion verabreicht.

● **VERDAUUNG**
Die Heilpflanze hilft bei Verdauungsproblemen, die mit Angstsymptomen einhergehen, wie Übersäuerung, Übelkeit, Blähungen und kolikartigen Schmerzen.

● **WARNHINWEIS**
Ätherisches Öl innerlich nur unter Aufsicht eines Therapeuten anwenden.

PFEFFERMINZE

Schafft Erleichterung bei Blähungen ◆ Zur Behandlung
von Kopfschmerzen und Migräne ◆ Hilfreich bei Reizkolon

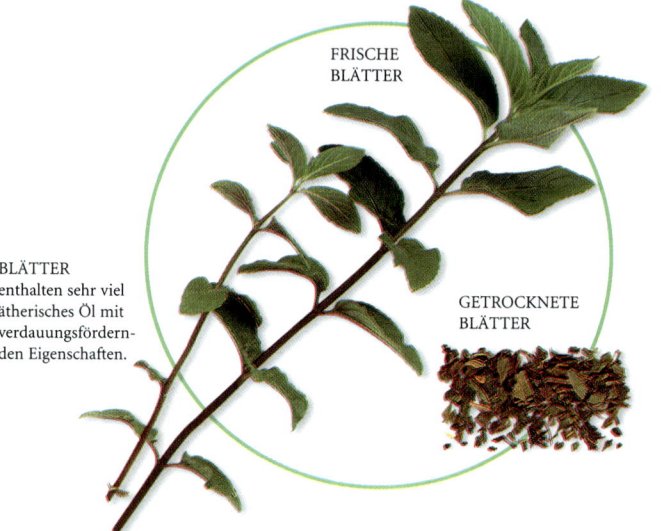

FRISCHE
BLÄTTER

BLÄTTER
enthalten sehr viel
ätherisches Öl mit
verdauungsfördern-
den Eigenschaften.

GETROCKNETE
BLÄTTER

HAUPTWIRKUNG

- LÖST MUSKELKRÄMPFE
- SCHWEISS TREIBEND
- REGT GALLEN-
  ABSONDERUNG AN
- KEIM TÖTEND

ZUBEREITUNG

- KAPSELN Werden bei
  Reizkolon verordnet.
- ÄTHERISCHES ÖL
  Gegen Kopfschmer-
  zen auf zwei Prozent
  verdünnen und auf
  die Schläfen tupfen.
- AUFGUSS Wird aus
  den Blättern herge-
  stellt. Zur Verdau-
  ungsförderung nach
  den Mahlzeiten
  1 Tasse trinken. Eine
  Lotion aus dem
  Aufguss beruhigt
  gereizte Haut.

INDIKATIONEN

● VERDAUUNG

Der Wert der Pfeffermin-
ze beruht auf ihrer Wir-
kung bei Blähungen und
Koliken. Sie steigert die
Produktion von Verdau-
ungssäften und entspannt
die Darmmuskulatur.
Beruhigt bei Reizkolon,
hilft gegen Durchfall und
Darmkrämpfe.

● KOPFSCHMERZEN

Pfefferminze lindert
Schmerzen, setzt die
Empfindlichkeit herab
und hilft gegen Kopf-
schmerzen/Migräne.

● ÜBELKEIT

Pfefferminze bekämpft
Übelkeit und ist hilfreich
bei Reisekrankheit.

● ATEMWEGS-
INFEKTIONEN

Das Öl enthält große
Mengen Menthol. Ver-
dünnt kann es zum Inha-
lieren und Einreiben der
Brust bei Atemwegsin-
fektionen und verstopfter
Nase verwendet werden.

● FIEBER

Die Pflanze wirkt bei
Fieber und grippalen
Infekten Schweiß treibend
und hilft so die Körper-
temperatur zu regulieren.

● WARNHINWEIS

Pfefferminze nicht an Kinder unter fünf Jahren verabreichen. Ätherisches Öl
innerlich unter Aufsicht
eines Therapeuten und
nicht bei Kindern unter
zwölf Jahren anwenden.

BASILIKUM

Stabilisiert den Blutzuckerspiegel ◆ Senkt hohes Fieber

Zur Behandlung von Asthma ◆ Cholesterin senkend

KRAUT
wirkt belebend
und kräftigend.

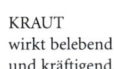
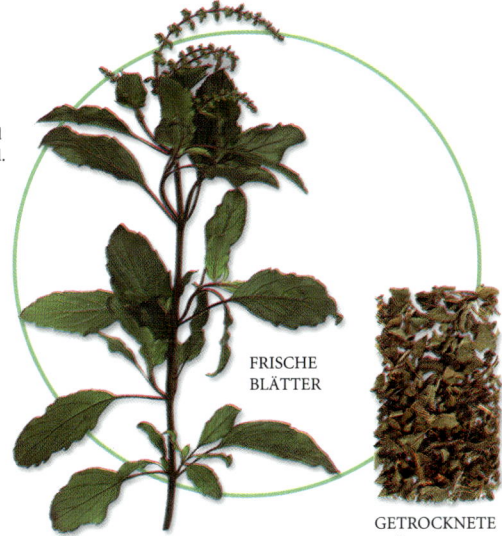

FRISCHE
BLÄTTER

GETROCKNETE
BLÄTTER

HAUPTWIRKUNG

- SENKT DEN BLUTZUCKER-
  SPIEGEL
- KRAMPF LÖSEND
- FIEBER SENKEND
- SCHMERZ LINDERND
- BLUTDRUCK SENKEND
- ENTZÜNDUNGS-
  HEMMEND

ZUBEREITUNG

- ABKOCHUNG Zur Fie-
  bersenkung und als
  allgemeines Stär-
  kungsmittel täglich
  1 Tasse trinken.
- SAFT aus den Blät-
  tern kann bei Insek-
  tenbissen und Haut-
  infektionen verwen-
  det werden.
- PULVER Bei Mundge-
  schwüren mehrmals
  täglich auftragen und
  einreiben.

INDIKATIONEN

● **STÄRKUNGSMITTEL**
Basilikum galt schon
immer als belebendes
Stärkungsmittel und als
stimmungsaufhellende
Heilpflanze. Außerdem
hilfreich bei allen Erkältungskrankheiten.

● **HERZKRANKHEITEN**
Basilikum schützt das
Herz, senkt Blutdruck und
Cholesterinspiegel. Es gilt
als adaptogen: Es hilft dem
Körper, sich neuen Anfor-
derungen anzupassen.

● **ERKÄLTUNG/HUSTEN**
Basilikum wird gegen
Husten, Erkältung, Bron-
chitis, Rippenfellentzün-
dung und Asthma einge-
setzt. Es ist ein traditionel-

les Heilmittel im Ayur-
veda, das Fieber senkt und
Infektionen vorbeugt.

● **DIABETES**
Basilikum senkt den Blut-
zuckerspiegel und wird
bei einigen Arten von
Diabetes angewendet.

● **ERSTE HILFE**
Die Ayurvedische Heil-
kunde empfiehlt Basili-
kum bei Schlangenbissen,
Hautproblemen und Oh-
renschmerzen. Der Saft
eignet sich zum Auftragen
auf Insektenbisse. Saft
oder Pulver helfen bei
Mundgeschwüren.

● **WARNHINWEIS**
Das ätherische Öl nicht
während der Schwan-
gerschaft anwenden.

ECHTER GINSENG

Verbessert die Ausdauer ◆ Stärkt das Immunsystem

Gut bei Schlaflosigkeit und nervöser Erschöpfung

WURZEL
wird nach vier Jahren
geerntet, wenn die
Inhaltsstoffe die
höchste Konzentration
haben.

GETROCKNETE
WURZEL
In China wird die
Wurzel als Energie-
stimulans gekaut.

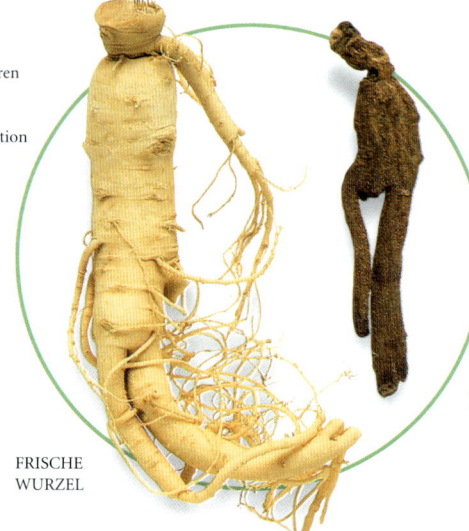

GETROCKNETE
WURZEL

FRISCHE
WURZEL

HAUPTWIRKUNG

- ADAPTOGEN
- STÄRKEND

ZUBEREITUNG

- KAPSELN Bei ner-
  vöser Erschöpfung
  1-mal täglich eine
  500-mg-Kapsel
  einnehmen.
- SUPPE In China wird
  Ginseng oft in Form
  einer Suppe einge-
  nommen. In eine Por-
  tion Gemüsesuppe
  1 g getrocknete Wur-
  zel geben, täglich als
  Stärkungsmittel
  verzehren.
- TABLETTEN Während
  kurzzeitiger Stress-
  phasen einnehmen.
- TINKTUR Bei Durch-
  fall mit Verdauungs-
  schwäche einnehmen.

INDIKATIONEN

● **STRESS UND NERVÖSE
ERSCHÖPFUNG**
Ginseng hilft dem Körper,
sich an Stress, Ermüdung
und extreme Temperatu-
ren, Hunger und geistige
bzw. emotionale Belastung
anzupassen. Er wirkt be-
ruhigend, wenn der Kör-
per Schlaf braucht, und
seine adaptogenen Eigen-
schaften helfen, mit Er-
müdung und Überarbei-
tung fertig zu werden. Er
hilft bei der Bewältigung
von Stressereignissen.

● **IMMUNSYSTEM**
Ginseng verbessert die
Immunfunktion und wird
in Nordchina eingenom-
men, um die langen, har-
ten Winter besser zu

überstehen. Er wirkt bei
jungen Menschen anre-
gend, während Ältere und
chronisch Kranke von sei-
ner genesungsfördernden
und beruhigenden
Wirkung profitieren.

● **STÄRKUNGSMITTEL**
Ginseng ist wahrschein-
lich die bekannteste an-
regend und stärkend wir-
kende Pflanze für Sportler
und Menschen, die unter
körperlicher Belastung
stehen.

● **WARNHINWEIS**
Nicht in höherer Dosie-
rung als empfohlen und
nicht länger als sechs Wochen einnehmen. Koffein
vermeiden. Nicht wäh-
rend der Schwangerschaft
einnehmen.

PASSIONSBLUME

Zur Behandlung von Schlafstörungen ◆ Löst Angst und

Verspannungen ◆ Lindert Zahn- und Kopfschmerzen

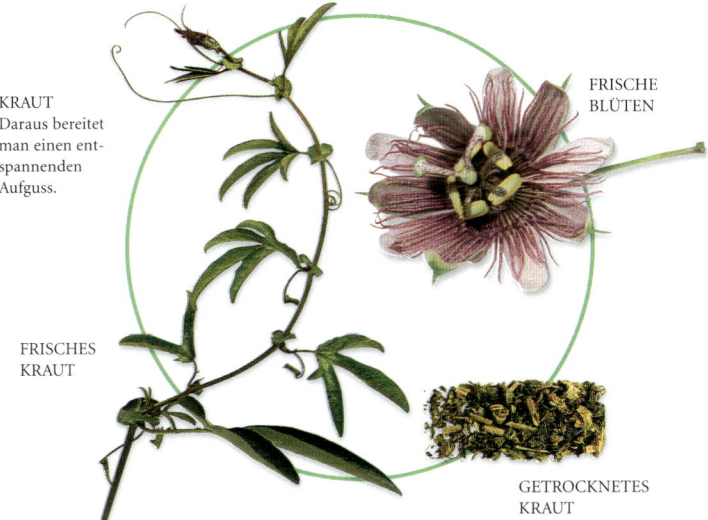

KRAUT
Daraus bereitet
man einen ent-
spannenden
Aufguss.

FRISCHE
BLÜTEN

FRISCHES
KRAUT

GETROCKNETES
KRAUT

HAUPTWIRKUNG

- BERUHIGEND
- KRAMPF LÖSEND

ZUBEREITUNG

- AUFGUSS Gegen
  Schlaflosigkeit
  abends bis zu
  2 Tassen trinken.
  Nach Belieben Ka-
  mille und Lavendel
  zufügen.
- TABLETTEN Beliebtes,
  frei verkäufliches
  Mittel gegen Stress
  und Schlafstörungen.
- TINKTUR Wird aus
  den Blättern bereitet;
  wirkt beruhigend und
  Schlaf fördernd.
  Täglich 1 TL mit
  Wasser einnehmen.

INDIKATIONEN

● **ANGST UND STRESS**
Die Passionsblume wurde
in Nordamerika als Beru-
higungsmittel verwendet.
Sie wirkt sanft beruhi-
gend und entspannend
und vermindert nervöse
Angst- und Panikstörun-
gen, Verspannung und
Reizbarkeit. Sie ist ein
mildes, nicht abhängig
machendes pflanzliches
Beruhigungsmittel, ver-
gleichbar mit Baldrian.

● **SCHLAFSTÖRUNGEN**
Die Passionsblume ist als
Mittel gegen Schlaflosig-
keit bekannt und eignet
sich für kurzzeitige
Schlafstörungen. Zusam-
men mit Schneeball und
Baldrian hilft sie bei

Schlaflosigkeit als Folge
von Rückenschmerzen.

● **MUSKELKRÄMPFE**
Auf Grund ihrer Krampf
lösenden und beruhigen-
den Eigenschaften wird
die Heilpflanze zur Be-
handlung von Muskel-
krämpfen eingesetzt und
gelegentlich bei Epilepsie
verordnet.

● **SCHMERZLINDERUNG**
Lindert Schmerzen und
wird bei Zahn-, Perioden-
und Kopfschmerzen ver-
abreicht.

● **WARNHINWEIS**
Innerliche Anwendung
kann zu Schläfrigkeit
führen. Während der
Schwangerschaft nicht in
hohen Dosen einnehmen.

KAWA-KAWA

Mildert Angst und Stress ◆ Lindert Schmerzen und
Muskelverspannung ◆ Gegen Harnwegsinfektionen

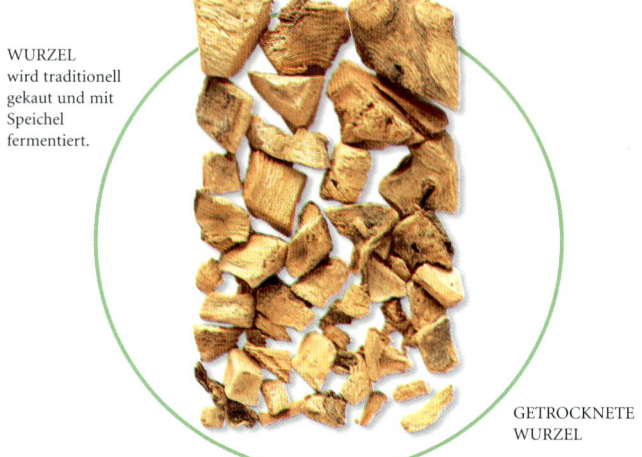

WURZEL
wird traditionell
gekaut und mit
Speichel
fermentiert.

GETROCKNETE
WURZEL

HAUPTWIRKUNG

- ANREGEND
- STÄRKEND
- ANGST LÖSEND
- KEIM TÖTEND
- SCHMERZ LINDERND

ZUBEREITUNG

- AUFGUSS aus der
  Wurzel kann zur Hei-
  lung von Harnwegs-
  infektionen beitra-
  gen. Zwei Mal täglich
  ½ Tasse trinken.
- TINKTUR aus der
  Wurzel eignet sich als
  beruhigendes Stär-
  kungsmittel, das ge-
  gen Angstzustände
  sowie Arthritis- und
  Muskelschmerzen ein-
  gesetzt werden kann.
  Bei Stress 3-mal
  täglich 30 Tropfen mit
  Wasser einnehmen.

INDIKATIONEN

● **ANGST**
Sicheres Angst lösendes
Mittel. Kawa-Kawa macht
nicht müde und kann bei
chronischer Stressbelas-
tung auch länger ein-
genommen werden.

● **APHRODISIAKUM**
In großen Mengen ein-
genommen, ruft Kawa-
Kawa Euphorie- und Ver-
giftungszustände hervor.
Die Pflanze wird als
Aphrodisiakum geschätzt.

● **ARTHRITIS**
Mit Kawa-Kawa werden
Rheuma und Arthritis be-
handelt. Sie fördert den
Abtransport von Abfall-
stoffen aus den Gelenken,
verringert die Schmerz-
empfindlichkeit und ent-
spannt die Muskulatur.

● **HARNWEGE**
Kawalactone bekämpfen
Schmerzen der Schleim-
haut von Blase und Harn-
wegen. Kawa-Kawa wirkt
in den Harnwegen Keim
tötend. Es bekämpft In-
fektionen und beruhigt
bei Reizblase.

● **ZAHNPROBLEME**
Ein Mundwasser aus
Kawa-Kawa lindert Zahn-
schmerzen oder Mund-
geschwüre.

● **WARNHINWEIS**
Nicht in höherer Dosie-
rung als empfohlen, nicht
länger als vier Wochen
und nicht in der Schwan-
gerschaft einnehmen.

WEGERICH

Mildert Magenübersäuerung ◆ Gegen Durchfall, Dickdarmentzündung ◆ Hilft bei Reizkolon und Verstopfung

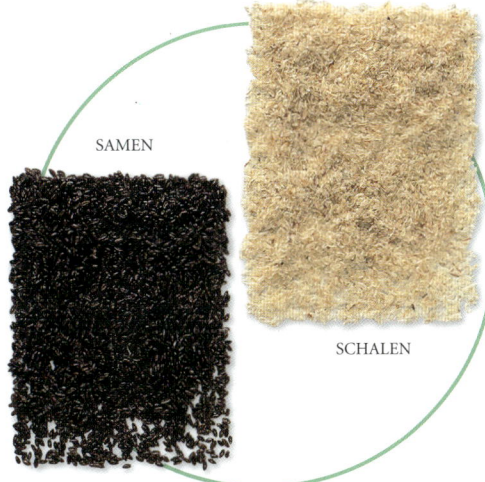

SAMEN

SCHALEN
werden pulverisiert
für Anwendungen
eingesetzt.

SAMEN
sollten vor der
Anwendung in
Wasser einge-
weicht werden.

SCHALEN

HAUPTWIRKUNG

- SCHÜTZT DIE
  SCHLEIMHÄUTE
- GEGEN DURCHFALL
- ABFÜHRMITTEL

ZUBEREITUNG

- KAPSELN Enthalten
  gepulverte Samenhül-
  len. Gegen Hämor-
  rhoiden 3-mal täglich
  eine 200-mg-Kapsel
  einnehmen.
- MAZERAT Gegen Ver-
  stopfung 20 g Samen
  in 200 ml Wasser 10
  Stunden lang einwei-
  chen. Gesamte Dosis
  abends einnehmen.
- UMSCHLAG Samen-
  hüllen, in einem Auf-
  guss aus Ringelblume
  eingeweicht, dienen
  als Umschlag bei
  Hautgeschwüren.

INDIKATIONEN

● **HÄMORRHOIDEN**

Die Samen von Wegerich,
die Flohsamen, sind ein
wertvolles Mittel gegen
Hämorrhoiden. Sie ma-
chen den Stuhl weich und
wirken Reiz mildernd auf
die erweiterten Venen.

● **HARNWEGE**

Die Schleimhaut schüt-
zende Wirkung der Pflan-
ze erstreckt sich auch auf
den Harntrakt. In Indien
wird ein Aufguss aus den
Samen bei Harnleiter-
entzündung (einziges An-
wendungsgebiet für diese
Zubereitung) verabreicht.

● **VERDAUUNG**

Die Schleimstoffe von
Hüllen und Samen üben

eine lindernde Wirkung
im Verdauungstrakt aus.
Sie helfen gegen Übersäu-
erung, Magen- und
Zwölffingerdarmge-
schwüre sowie Reizkolon
und werden sowohl bei
Dickdarmentzündung als
auch bei Durchfall
angewendet.

● **ABFÜHRMITTEL**

Die Flohsamen sind ein
bewährtes Mittel gegen
Verstopfung und werden
in der Schulmedizin und
Phytotherapie eingesetzt.
Hüllen und Samen ent-
halten Faserstoffe, die in
Wasser quellen.

● **WARNHINWEIS**

Empfohlene Dosis nicht
überschreiten. Stets mit
viel Wasser einnehmen.

ROSMARIN

Verbessert Gedächtnis und Konzentration ◆ Regt den

Kreislauf an ◆ Mildert Muskelermüdung und -schmerzen

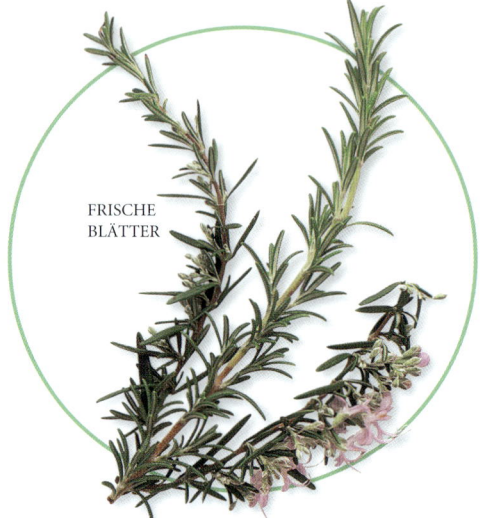

FRISCHE
BLÄTTER

BLÄTTER
Sie werden im
Sommer gesam-
melt und für
Anwendungen
verarbeitet oder
zur Destillation
des ätherischen
Öls verwendet.

HAUPTWIRKUNG

- ANREGEND
- ADSTRINGIEREND
- NERVEN STÄRKEND
- ENTZÜNDUNGS-
  HEMMEND

ZUBEREITUNG

- ÄTHERISCHES ÖL Bei
  Muskelermüdung in
  ein heißes Bad geben.
  In einer Aromalampe
  verdampfen, um die
  Konzentration zu
  verbessern.
- AUFGUSS Zum Einrei-
  ben in die Kopfhaut
  zur Verstärkung des
  Haarwuchses; für
  Kompressen bei Wun-
  den; zum Trinken bei
  Kopfschmerzen.
- TINKTUR Bei niedri-
  gem Blutdruck täglich
  5 ml einnehmen.

INDIKATIONEN

● **GEDÄCHTNIS**
Rosmarin ist ein wärmen-
des Kraut und regt die
Hirndurchblutung an. So
werden Gedächtnis und
Konzentrationsfähigkeit
gestärkt. Rosmarin lindert
Kopfschmerzen und Mig-
räne. Selbst der Haar-
wuchs wird gefördert, in-
dem die Kopfhaut besser
durchblutet wird.

● **STÄRKUNGSMITTEL**
Rosmarin stimuliert die
Nebennieren und wird bei
Schwächezuständen und
nach chronischen Krank-
heiten eingesetzt.

● **DEPRESSION**
Rosmarin wirkt stim-
mungsaufhellend und

wird häufig Menschen
verordnet, die unter Stress
stehen oder an leichter bis
mäßiger Depression
leiden.

● **KREISLAUFSCHWÄCHE**
Das Kraut soll den Blut-
druck erhöhen und hilft
bei Ohnmachtsanfällen
und Schwächezuständen.

● **MUSKELSCHMERZEN**
Das ätherische Öl als
Lotion oder verdünnt
direkt auf die betroffene
Stelle aufgetragen, lindert
Muskelschmerzen. Eignet
sich als Badezusatz für ein
vitalisierendes Bad.

● **WARNHINWEIS**
Das ätherische Öl nur
unter Aufsicht eines The-
rapeuten einnehmen.

SÄGEPALME

Gegen Prostatavergrößerung und Harnwegsinfektionen

Fördert Gewebeaufbau und Gewichtszunahme

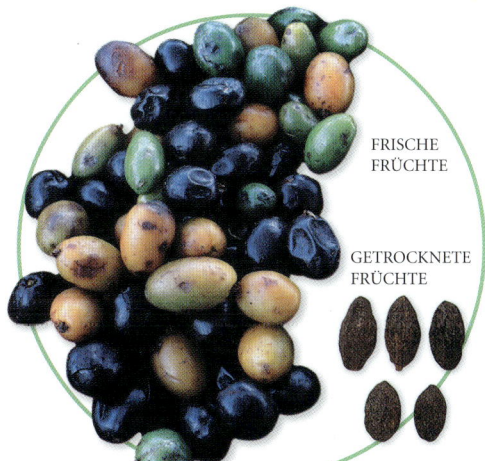

FRISCHE
FRÜCHTE

GETROCKNETE
FRÜCHTE

FRÜCHTE
enthalten
wirkungsvolle
Harn treibende
und belebende
Inhaltsstoffe.

HAUPTWIRKUNG

- STÄRKEND
- HARN TREIBEND
- BERUHIGEND
- FÖRDERT GEWEBE-
  AUFBAU

ZUBEREITUNG

- AUFGUSS aus dem
  Fruchtmark wirkt
  Harn treibend. Bei
  Prostatavergrößerung
  täglich 1 Tasse trin-
  ken. Mit Ackerschach-
  telhalm kombinierbar.
- TINKTUR Bei Schwä-
  chezuständen täglich
  1 TL mit Wasser
  einnehmen.
- TABLETTEN Eignen
  sich für den Langzeit-
  gebrauch zur Behand-
  lung von Prostataver-
  größerung.

INDIKATIONEN

● HARNWEGE

Die Sägepalme stärkt die
Muskulatur des Blasen-
halses und wird häufig als
Harn treibendes sowie
Keim tötendes Mittel bei
Erkrankungen der Harn-
wege wie Blasenent-
zündung eingesetzt.

● PROSTATAPROBLEME

Die generell als Pflanze
gegen »Männerleiden«
geltende Sägepalme wurde
zur Behandlung von Pros-
tatavergrößerung einge-
setzt. Sie lässt sich gut mit
Ackerschachtelhalm und
Hortensie kombinieren,
um Prostatainfektionen zu
bekämpfen. Wird außer-
dem bei Hodenatrophie
verordnet.

● STÄRKUNGSMITTEL

Die Früchte besitzen einen
vanilleartigen, nussigen
Geschmack. Ihr Mark
wird als Stärkungsmittel
und bei auszehrenden
Krankheiten, allgemeiner
Schwäche sowie verzöger-
ter Genesung verabreicht.

● BODYBUILDING

Eine der wenigen Heil-
pflanzen der westlichen
Welt, die anabol wirkt, das
heißt den Aufbau von
Körpergewebe und die
Gewichtszunahme fördert.

● IMPOTENZ

Wegen ihrer nachgewie-
senen Hormonwirkung
wird Sägepalme gegen
Impotenz und Störungen
des Sexualtriebs ver-
abreicht.

SILBERWEIDE

Hilft gegen Arthritis und Rheuma ◆ Lindert

Rückenschmerzen ◆ Mildert Fieber und Hitzewallungen

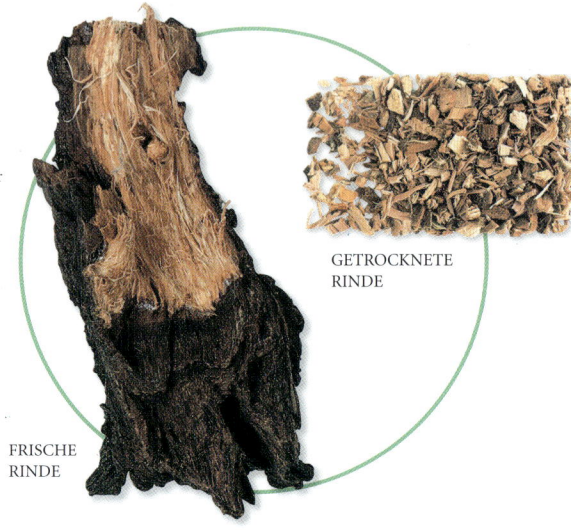

RINDE
Die Rinde
junger Zweige
wird frisch oder
getrocknet
verwendet.

GETROCKNETE
RINDE

FRISCHE
RINDE

HAUPTWIRKUNG

- ENTZÜNDUNGS-
  HEMMEND
- SCHMERZ LINDERND
- FIEBER SENKEND
- ANTIRHEUMATISCH
- ADSTRINGIEREND

ZUBEREITUNG

- ABKOCHUNG Gegen
  Gelenk- und Muskel-
  schmerzen 3-mal täg-
  lich ½ Tasse trinken.
- TABLETTEN Werden
  häufig bei Arthritis
  verordnet und enthal-
  ten oft noch weitere
  Heilpflanzen.
- TINKTUR Gegen
  Rheuma 3-mal täglich
  2,5 ml mit Wasser ein-
  nehmen. Kann auch
  gegen Fieber und
  Kopfschmerzen ange-
  wendet werden.

INDIKATIONEN

● ARTHRITIS
Hervorragend gegen
Arthritis- und Rheuma-
schmerzen in Rücken und
großen Gelenken wie Knie
und Hüfte. Zusammen
mit anderen Heilpflanzen
wirkt die Silberweide
Entzündungen und
Schwellungen entgegen
und verbessert die
Bewegungsfähigkeit.

● KOPFSCHMERZEN
Silberweide enthält Sali-
cylsäure, einen Vorläufer
von Aspirin. Während as-
pirinhaltige Medikamente
stärker wirken, rufen Wei-
denpräparate keinerlei
Nebenwirkungen hervor.
Sie werden bei Kopf-
schmerzen verabreicht.

● WECHSELJAHRE
Die Silberweide mildert
das Schwitzen und hilft
gegen Hitzewallungen.

● FIEBER
In der traditionellen Pflanzenheilkunde wurde Sil-
berweide zur Fiebersen-
kung und bei anderen
»heißen« Zuständen einge-
setzt. Hilfreich bei hohem
Fieber und Schüttelfrost.

● VERDAUUNG
Die Silberweide fördert
die Verdauung und wird
bei Magen-Darm-Entzün-
dung und Durchfall in
Verbindung mit Hitze und
Entzündung eingesetzt.

● WARNHINWEIS
Nicht bei Allergie gegen
Aspirin anwenden.

DAN SHEN

Lindert Periodenschmerzen ◆ Regt die Durchblutung an

Hilft bei Angina pectoris, beruhigt die Nerven

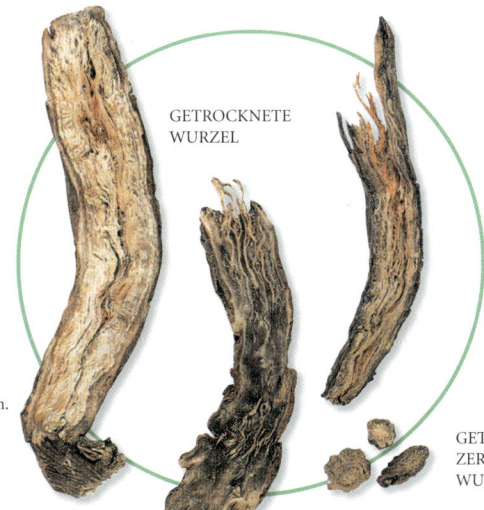

GETROCKNETE
WURZEL

WURZEL ist ein
altes chinesisches
Heilmittel gegen
Kreislaufstörungen.

GETROCKNETE,
ZERKLEINERTE
WURZEL

HAUPTWIRKUNG

- DURCHBLUTUNGS-
  FÖRDERND
- GEFÄSS ERWEITERND
- BERUHIGEND
- ANTIBAKTERIELL

ZUBEREITUNG

- ABKOCHUNG Wird
  bei Periodenschmer-
  zen verordnet, die
  durch Blutstauung
  entstehen. Gegen
  Periodenschmerzen
  bis zu 3-mal täglich
  ½ Tasse trinken.
- TABLETTEN Werden
  zur Erleichterung des
  Stuhlgangs und bei
  Verdauungsstörungen
  eingenommen.
- TINKTUR Gegen An-
  gina pectoris und
  andere Durchblu-
  tungsstörungen.

INDIKATIONEN

● **HERZKRANKHEITEN**
Mit seiner tiefen Wirkung
auf die Herzkranzgefäße
mildert Dan Shen Angina
pectoris (»Brustbeklem-
mung«) und verbessert die
Herzfunktion. Häufiger
zur Vorbeugung denn als
Heilmittel eingesetzt.

● **DURCHBLUTUNG**
Dan Shen entspannt die
Blutgefäße und verbessert
die Durchblutung.

● **HAUTPROBLEME**
Dan Shen kühlt und
lindert wunde und ent-
zündete Haut.

● **BERUHIGUNGSMITTEL**
Dan Shen beruhigt die
Nerven und hilft bei Prob-

lemen, die durch Sorgen
und Angst verschlimmert
werden, z. B. Schlafstörungen und Herzklopfen.

● **PERIODENSCHMERZEN**
Dan Shen wird gegen
Beschwerden im Bauchbe-
reich eingesetzt, die auf
Blutstau zurückzuführen
sind, wie ausbleibende
oder schmerzhafte Pe-
riode, Beckenschmerzen
und gutartige Tumoren.

● **WARNHINWEIS**
Bei ernsthaften Kreislauf-
oder Herzerkrankungen
unter Aufsicht eines The-
rapeuten einnehmen. Die
Tinktur kann Nebenwir-
kungen auf Haut und Ver-
dauungstrakt haben.
Nicht in der Schwanger-
schaft anwenden.

SALBEI

Lindert Halsentzündungen ◆ Hilft bei Hitzewallungen und hormoneller Umstellung ◆ Zur Behandlung von Asthma

PURPURVARIETÄT des Salbeis wird vor allem für Anwendungen genutzt.

FRISCHE BLÄTTER

BLÄTTER enthalten antiseptische und adstringierende Wirkstoffe.

HAUPTWIRKUNG

- ADSTRINGIEREND
- KEIM TÖTEND
- AROMATISCH
- ÖSTROGENE WIRKUNG
- VERMINDERT SCHWITZEN
- STÄRKEND

ZUBEREITUNG

- FRISCHE BLÄTTER Der frisch gepresste Saft der Blätter ist ein gutes Erste-Hilfe-Mittel bei Insektenbissen und -stichen.
- AUFGUSS Wird aus den Blättern bereitet und bis zu 3-mal täglich zum Gurgeln verwendet.
- TINKTUR Zur Verdauungsförderung 2-mal täglich 2 ml mit Wasser einnehmen.

INDIKATIONEN

● **HALSENTZÜNDUNG**
Salbei besitzt einen warmen, leicht bitteren Geschmack. Mit seiner Keim tötenden und adstringierenden Wirkung eignet er sich ideal für fast alle Probleme in Hals und Mund.

● **ERSTE HILFE**
Insektenbisse und -stiche sowie kleinere Schwellungen mit Blättern oder Saft einreiben.

● **ASTHMA**
Salbei wird traditionell zur Behandlung von Asthmabeschwerden verwendet; getrocknete Blätter sind Bestandteil entsprechender Räuchermischungen.

● **MENSTRUATION**
Salbei verbessert den Fluss des Menstruationsblutes, was ihn zum wertvollen Mittel gegen unregelmäßige und schmerzhafte Blutungen macht. Außerdem mildert er Hitzewallungen in den Wechseljahren und hilft bei der hormonellen Umstellung.

● **NERVENSTÄRKUNG**
Salbei ist ein verdauungsförderndes Stärkungs- und Anregungsmittel. In China gilt er als Nervenstärkungsmittel, das sowohl beruhigend als auch anregend wirken kann.

● **WARNHINWEIS**
Während der Schwangerschaft und bei Epilepsie nicht anwenden.

SCHWARZER HOLUNDER

Bei Erkältung und Atemwegsinfekten ◆ Bei Neben-

höhlenverstopfung und Heuschnupfen ◆ Lindert Arthritis

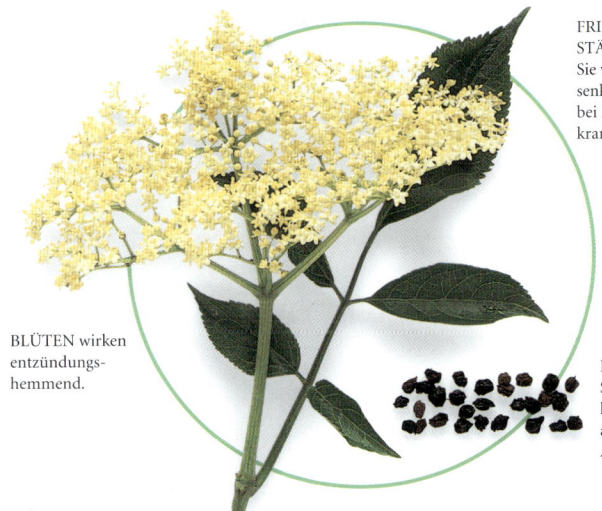

FRISCHE BLÜTEN-STÄNDE
Sie wirken Fieber senkend und helfen bei Erkältungs-krankheiten.

BLÜTEN wirken entzündungs-hemmend.

FRÜCHTE
Sie sind sehr nahr-haft und dienen als mildes Abführmittel.

HAUPTWIRKUNG

- SCHWEISS TREIBEND
- HARN TREIBEND
- ENTZÜNDUNGS-HEMMEND

ZUBEREITUNG

- CREME Wird aus den Blüten hergestellt, wirkt gut bei rissiger Haut.
- AUFGUSS Gegen Erkältung kann ein Aufguss aus den Blüten eingenommen werden. 3-mal täglich 1 Tasse trinken.
- TINKTUR Präparat aus den Blüten. Gegen Heuschnupfen 3- bis 4-mal täglich 1 TL ein-nehmen.

INDIKATIONEN

● **HUSTEN/ERKÄLTUNG**
Ein Aufguss aus den Bee-ren oder Blüten ist ideal gegen Husten und Erkäl-tungskrankheiten. Holun-der wirkt entspannend und bewirkt leichtes Schwitzen, was zur Fieber-senkung beiträgt.

● **NEBENHÖHLEN**
Die Blüten kräftigen die Nasen- und Rachen-schleimhäute und machen sie widerstandsfähiger ge-genüber Infektionen. Sie werden gegen chronischen Katarrh und Ohreninfek-tionen verordnet.

● **ARTHRITIS**
Der Holunder fördert die Ausscheidung von Abfall-stoffen, was ihn wertvoll bei Arthritis und Rheumaschmerzen macht.

● **HEUSCHNUPFEN**
Aufgüsse können Heu-schnupfenanfälle mildern, wenn einige Monate vor Beginn der Heuschnup-fensaison mit der Ein-nahme begonnen wird.

● **ABFÜHRMITTEL**
Holunderbeeren sind reich an Vitamin C, wir-ken leicht abführend so-wie antiviral und bringen bei Verstopfung wie bei Durchfall Erleichterung.

● **WARNHINWEIS**
Ausschließlich Beeren und Blüten verwenden, da andere Pflanzenteile Nebenwirkungen haben.

SCHISANDRA

Verbessert die sexuelle Ausdauer ◆ Gegen Nesselsucht und Ekzeme ◆ Lindert Husten und Atembeschwerden

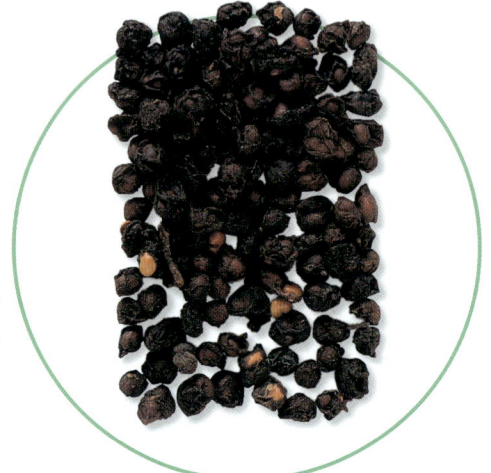

FRÜCHTE
In China werden sie 100 Tage lang täglich als Tonikum gekaut. Sie unterstützen den Körper in Stresszeiten.

GETROCKNETE FRÜCHTE

HAUPTWIRKUNG

- STÄRKEND
- ANPASSUNGSFÖRDERND
- SCHÜTZT DIE LEBER

ZUBEREITUNG

- **BEEREN** Sollen Depressionen lindern und das Gedächtnis verbessern und werden für Aufgüsse oder Tinkturen verwendet.
- **KAPSELN** 3-mal täglich eine 200- bis 250-mg-Kapsel einnehmen.
- **ABKOCHUNG** Bei Husten und Atembeschwerden eine Abkochung aus 5 g zerquetschten Beeren und 100 ml Wasser bereiten, auf drei Portionen verteilt, innerhalb von 24 Stunden trinken.

INDIKATIONEN

● **LEBERFUNKTION**
Die Pflanze schützt die Leber und unterstützt bei der Behandlung von Hepatitis und eingeschränkter Leberfunktion.

● **SEXUALSTIMULANS**
Angeblich steigert Schisandra die Absonderung von Sexualflüssigkeiten und erhöht bei Männern die sexuelle Ausdauer.

● **KONZENTRATION**
Die Pflanze fördert Konzentration und Koordination und hilft gegen Vergesslichkeit und Reizbarkeit. In China wurden die Beeren traditionell für die Behandlung von Geisteskrankheit, Depression und Stresssymptomatik verordnet.

● **HUSTEN**
Schisandra wird bei Atemwegsinfektionen, Husten, pfeifendem Atmen und Kurzatmigkeit benutzt.

● **SCHLAFSTÖRUNGEN**
Die beruhigende Wirkung der Pflanze ist ideal bei Schlafstörungen.

● **HAUTAUSSCHLAG**
Schisandra wird in China in Form eines Medizinalweins zur Behandlung von Nesselsucht, Ekzemen und ähnlichen Problemen angewendet.

● **WARNHINWEIS**
Hohe Dosen können Sodbrennen verursachen.

BAIKAL-HELMKRAUT

Lindert Heuschnupfen und Asthma ◈ Senkt erhöhten

Blutdruck ◈ Hilft bei Dickdarmentzündung und Durchfall

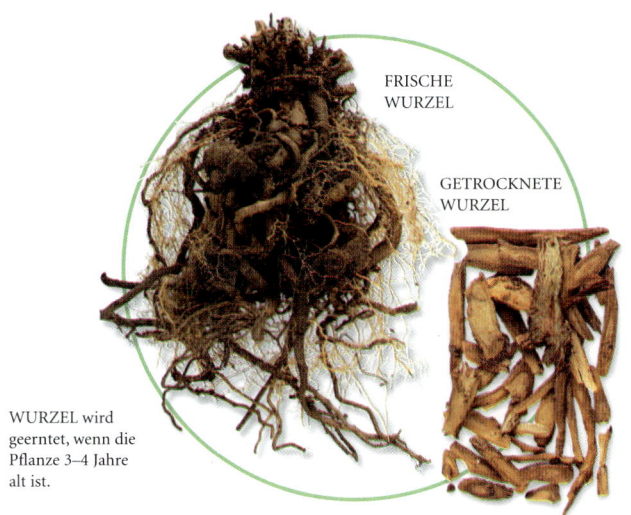

FRISCHE
WURZEL

GETROCKNETE
WURZEL

WURZEL wird
geerntet, wenn die
Pflanze 3–4 Jahre
alt ist.

HAUPTWIRKUNG

- BERUHIGEND
- ANTIALLERGISCH
- ANTIBIOTISCH
- ENTZÜNDUNGS-
  HEMMEND

ZUBEREITUNG

- ABKOCHUNG Bei Erkältung 3-mal täglich
  ½ Tasse trinken. Gegen
  Kopfschmerzen 3-mal
  täglich ½ Tasse einer
  Abkochung aus 15 g
  Helmkrautwurzel und
  10 g Braunelle trinken.
- UMSCHLAG aus der
  Wurzel lindert Wundstellen, Schwellungen
  und Furunkel.
- TINKTUR aus der Wurzel gegen Heuschnupfen 3-mal täglich 40 Tropfen mit
  Wasser einnehmen.

INDIKATIONEN

● ALLERGIEN

Auf Grund seiner entzündungshemmenden Eigenschaften werden mit
Helmkraut Erkrankungen
wie Asthma, allergische
Rhinitis, Ekzem und Nesselausschlag behandelt.

● HUSTEN UND FIEBER

Als »kalte« und »bittere«
Pflanze dient Helmkraut
der Behandlung von mit
Hitze und Durst verbundenem Fieber und Husten
mit dickem, gelbem Auswurf. Es verschafft auch
Linderung bei Atembeschwerden.

● DIABETES

Die Pflanze ist bei durch
Diabetes bedingten Prob-
lemen wie Linsentrübung
und Durchblutungsstörungen hilfreich.

● VERDAUUNG

Helmkraut, auch Huang
Quin genannt, ist ein altes
chinesisches Heilmittel. Es
wird gegen Magen-Darm-
Infektionen verordnet, die
mit Durchfall und Entzündung einhergehen. Es
wird auch bei schmerzhaften Harnwegsinfektionen
verabreicht.

● BLUTHOCHDRUCK

In Kombination mit anderen Heilpflanzen dient
die Wurzel der Behandlung von Bluthochdruck,
Arterienverkalkung,
Krampfadern, brüchigen
Kapillaren und Neigung
zu Blutergüssen.

BEINWELL

Heilt Quetschungen, Verstauchungen, Knochenbrüche

Bei Psoriasis, Ausschlag und Narbengewebe

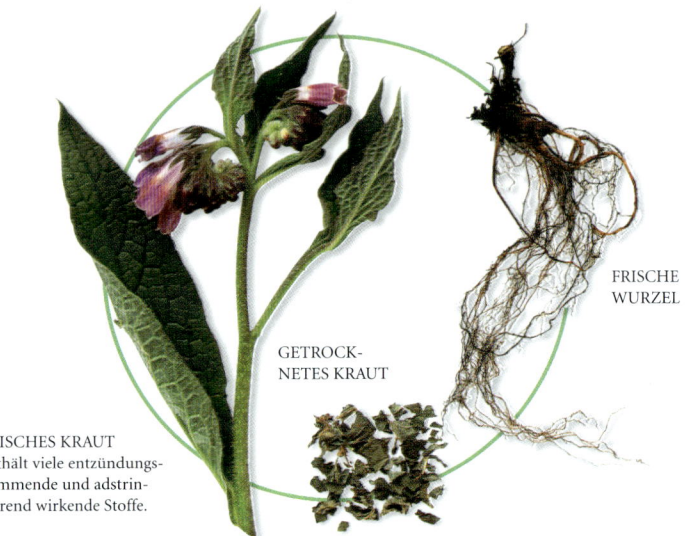

FRISCHE
WURZEL

GETROCK-
NETES KRAUT

FRISCHES KRAUT
enthält viele entzündungshemmende und adstrin-
gierend wirkende Stoffe.

HAUPTWIRKUNG

- SCHLEIMHAUTSCHUTZ
- ADSTRINGIEREND
- ENTZÜNDUNGS-
  HEMMEND
- HEILT WUNDEN UND
  KNOCHENBRÜCHE

ZUBEREITUNG

- ÖLEXTRAKT aus den
  Blättern hilft bei Ver-
  stauchungen und
  Knochenbrüchen.
- SALBE aus den Blät-
  tern auf Blutergüsse
  auftragen.
- UMSCHLAG Zerklei-
  nerte frische Blätter
  als Umschlag auf
  einen Furunkel legen.
- TINKTUR aus der
  Wurzel unverdünnt
  auf Akne auftragen.

INDIKATIONEN

● KNOCHENBRÜCHE
Der Gattungsname Sym-
phytum geht auf das grie-
chische *symphyein* (zu-
sammenwachsen) zurück.
Die Fähigkeit der Pflanze,
die Heilung von Quet-
schungen, Verstauchungen
und Knochenbrüchen zu
fördern, ist seit Jahrtausenden bekannt. Beinwell
fördert das feste Zusam-
menwachsen von Kno-
chen und Bändern. Eine
sofort aufgelegte Kom-
presse kann den Schwere-
grad von Verstauchungen
beträchtlich mindern.

● VERDAUUNG
Mit Beinwell werden tra-
ditionell Magengeschwüre
und Reizkolon behandelt.

● HAUTERKRANKUNGEN
Beinwellöl oder -salbe
findet in der Behandlung
von Akne, Furunkeln, Pso-
riasis und Ausschlag
Verwendung. Es unter-
stützt die Reparatur von
geschädigtem Gewebe.

● BRONCHITIS
Beinwell hilft bei Bronchitis und Rippenfellentzün-
dung, lindert Husten und
erleichtert die Atmung.

● WARNHINWEIS
Nicht auf offene Wunden
bringen. Innerlich nur
unter Aufsicht eines The-
rapeuten anwenden. Ver-
wendung unterliegt in
manchen Ländern gesetz-
lichen Bestimmungen.
Wurzel nicht innerlich
anwenden.

LAPACHO

Zur unterstützenden Behandlung von chronischen

Infektionen ◆ Hilft gegen Pilzinfektionen, z. B. Soor

INNERE RINDE
Wird wegen ihrer immun-
stimulierenden Eigen-
schaften geschätzt; man
behandelt damit viele
Entzündungen.

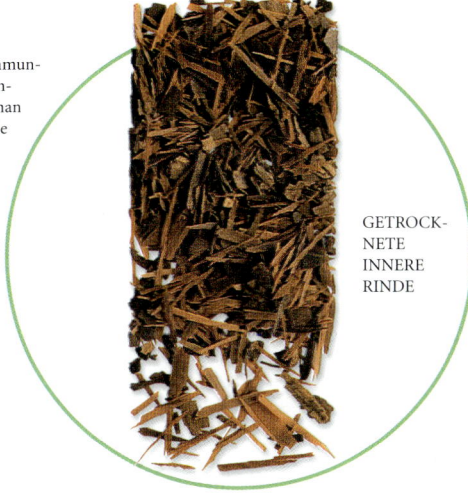

GETROCK-
NETE
INNERE
RINDE

HAUPTWIRKUNG

- ANTIBIOTISCH
- ANTIMYKOTISCH
- IMMUNSTIMULIEREND
- ENTZÜNDUNGS-
  HEMMEND

ZUBEREITUNG

- ABKOCHUNG Tradi-
  tionelle Zubereitungs-
  form in Südamerika.
  Gegen Soor 3-mal täg-
  lich 1 Tasse trinken.
- SALBE Selbst gemach-
  te oder frei verkäufli-
  che Salbe kann groß-
  zügig auf Wunden
  aufgetragen werden.
- TINKTUR Diese Zube-
  reitungsform eignet
  sich für den Langzeit-
  gebrauch. Gegen Er-
  schöpfung 3-mal täg-
  lich 2 ml mit Wasser
  einnehmen.

INDIKATIONEN

● **VIRUSINFEKTE**
Lapacho ist ein wichtiges
natürliches Antibiotikum
gegen Bakterien- und Pilzinfektionen, insbesondere
des Nasen-, Mund- und
Rachenraumes. Gilt als
hilfreich bei Chronischem
Erschöpfungssyndrom
und HIV-Infektion.

● **ENTZÜNDUNGEN**
Lapacho heilt und lindert
Entzündungen von Ma-
gen, Darm, Gebärmutter-
hals und Harnblase.

● **ALLHEILMITTEL**
Die Inka und andere süd-
amerikanische Urein-
wohner priesen Lapacho
als Allheilmittel und
setzten die Pflanze bei

einer Vielzahl von Prob-
lemen wie Wunden,
Fieber, Darmentzün-
dungen, bestimmten
Krebsarten und
Schlangenbissen ein.

● **PILZINFEKTIONEN**
Lapacho wird zur Be-
handlung von Pilzinfek-
tion wie Tinea und Soor
verwendet und erweist
sich bei chronischer Er-
krankung als besonders
hilfreich.

● **KREBSMEDIKAMENT**
Soll in der Behandlung
von Krebserkrankungen
einschließlich Leukämie
nützlich sein. Viele In-
haltsstoffe der Heilpflanze
haben eine hemmende
Wirkung auf das Wachs-
tum von Tumoren.

MUTTERKRAUT

Wirkt gegen Kopfschmerzen und Migräne

Gegen Arthritis und Rheuma ◆ Fieber senkend

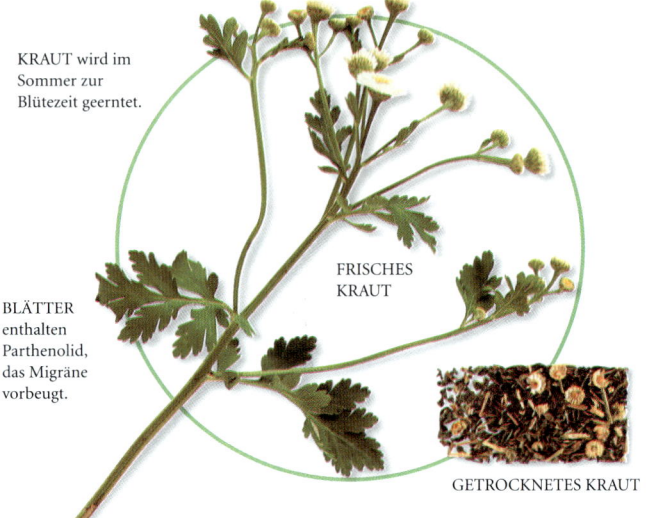

KRAUT wird im Sommer zur Blütezeit geerntet.

FRISCHES KRAUT

BLÄTTER enthalten Parthenolid, das Migräne vorbeugt.

GETROCKNETES KRAUT

HAUPTWIRKUNG

- SCHMERZ STILLEND
- FIEBER SENKEND
- ANTIRHEUMATISCH
- MENSTRUATIONS-FÖRDERND

ZUBEREITUNG

- KAPSELN Gegen Kopfschmerzen täglich eine 100-mg-Kapsel einnehmen.
- FRISCHE BLÄTTER Können gegen Migräne z. B. in Salaten verzehrt werden.
- TABLETTEN gegen Kopfschmerzen können weitere Drogen enthalten.
- TINKTUR vorbeugend gegen Migräne über längere Zeit 3-mal täglich 5 Tropfen mit Wasser einnehmen.

INDIKATIONEN

● MIGRÄNE

Mutterkraut weitet die Hirngefäße und wirkt gegen Migränekopfschmerz, der durch Gefäßverengung entsteht. Zur Vorbeugung sollte die Pflanze regelmäßig bei den ersten Zeichen eines Anfalls eingenommen werden. Täglicher Verzehr eines Blattes beugt Migräneanfällen vor.

● ENTBINDUNG

Mutterkraut dient seit der Antike zur Förderung der Menstruation und unterstützt während der Entbindung die Austreibung der Plazenta. Es fördert die Reinigung und Straffung der Gebärmutter. Mutterkraut hilft bei Periodenschmerzen in Zusammenhang mit trägem Blutfluss und Blutstau.

● ARTHRITIS

Mutterkraut kann insbesondere in Kombination mit anderen Heilpflanzen Rheuma- und Arthritisschmerzen lindern.

● FIEBER

Mutterkraut wirkt Fieber senkend und kühlend.

● WARNHINWEIS

Verzehr frischer Blätter kann Mundgeschwüre hervorrufen. Nicht gleichzeitig mit Warfarin oder anderen Blut verdünnenden Medikamenten einnehmen. Nicht während der Schwangerschaft anwenden.

LÖWENZAHN

Entgiftet Leber und Nieren ◆ Löst Gallensteine auf und
beugt ihrer Bildung vor ◆ Senkt erhöhten Blutdruck

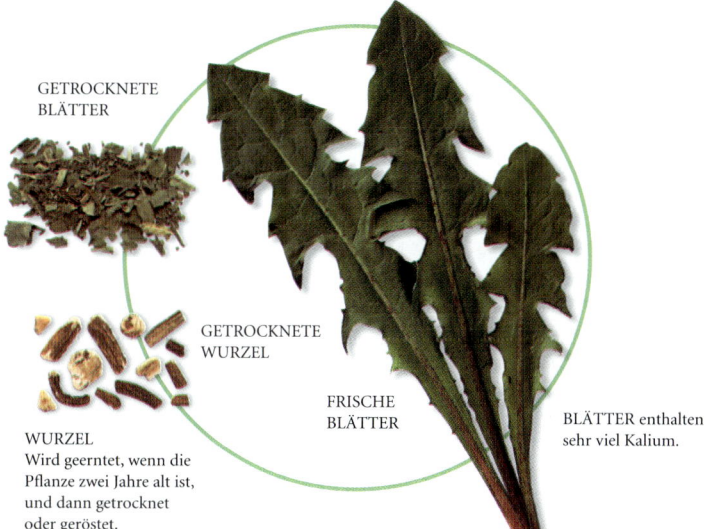

GETROCKNETE
BLÄTTER

GETROCKNETE
WURZEL

FRISCHE
BLÄTTER

BLÄTTER enthalten
sehr viel Kalium.

WURZEL
Wird geerntet, wenn die
Pflanze zwei Jahre alt ist,
und dann getrocknet
oder geröstet.

HAUPTWIRKUNG

- HARN TREIBEND
- ENTGIFTEND

ZUBEREITUNG

- **ABKOCHUNG** Wird
  aus der Wurzel herge-
  stellt. Bei Akne 3-mal
  täglich ½ Tasse trinken.
- **AUFGUSS** aus den
  Blättern gegen ge-
  schwollene Knöchel,
  täglich 500 ml trinken.
- **SAFT** Wird aus den
  Blättern gewonnen.
  Bei Flüssigkeitsan-
  sammlungen 3-mal
  täglich 20 ml
  einnehmen.
- **TINKTUR** Wird aus
  der Wurzel herge-
  stellt. Gegen Ekzeme
  3-mal täglich ½ TL
  verdünnt mit 100 ml
  Wasser einnehmen.

INDIKATIONEN

● **ENTGIFTUNG**
Löwenzahnwurzel gehört
zu den am stärksten ent-
giftend wirkenden Pflan-
zenpräparaten. Sie entfernt
Abfallstoffe aus Leber und
Gallenblase, steigert die
Giftstoffausscheidung über
den Harn und fördert all-
gemein den Abbau von
Giften.

● **LEBER**
Löwenzahnwurzel besitzt
eine starke Reinigungswir-
kung auf die Leber und
regt die Gallenproduktion
an. Sie schmeckt leicht bitter und wirkt abführend.

● **GALLENBLASE**
Wurzel wie Blätter besitzen
eine ausgeprägte Wirkung

auf die Gallenblase und
werden zur Vorbeugung
von Gallensteinen verwen-
det. Die Blätter können die
Auflösung vorhandener
Steine fördern.

● **HAUTPROBLEME**
Lindert Hautprobleme
wie Ekzeme, Psoriasis,
Nesselsucht, Akne und
Furunkel.

● **BLUTDRUCK**
Löwenzahn senkt den
Blutdruck, indem er das
Flüssigkeitsvolumen im
Körper verringert. Im Ge-
gensatz zu vielen konven-
tionellen Entwässerungs-
mitteln, deren Anwen-
dung Kaliumverlust mit
sich bringt, haben Löwen-
zahnblätter einen hohen
Kaliumgehalt.

THYMIAN

Gegen Erkältungskrankheiten, Husten, Asthma und

Heuschnupfen ◆ Lindert Muskelschmerzen und -krämpfe

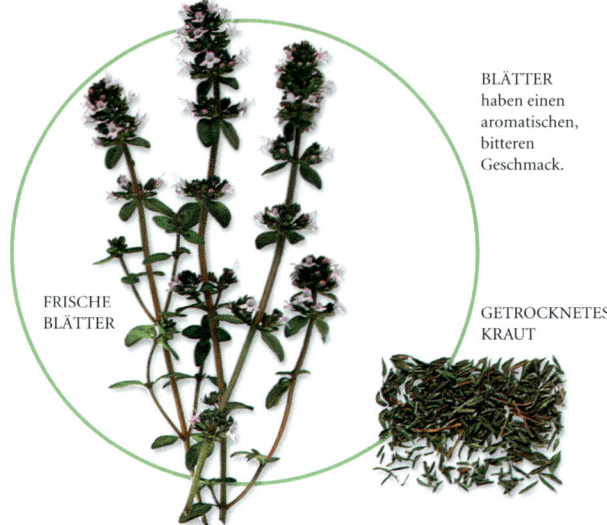

KRAUT wird im Sommer geerntet; es enthält antiseptisch wirkendes ätherisches Öl.

BLÄTTER haben einen aromatischen, bitteren Geschmack.

FRISCHE BLÄTTER

GETROCKNETES KRAUT

HAUPTWIRKUNG

- KEIM TÖTEND
- STÄRKEND
- KRAMPF LÖSEND
- AUSWURF FÖRDERND

ZUBEREITUNG

- **ÄTHERISCHES ÖL** Zum Einreiben der Brust, als Massageöl oder zum Auftragen auf Wunden und Insektenstiche.
- **AUFGUSS** bei Infektionen der unteren Atemwege, Magenverstimmung und Reizkolon.
- **SIRUP** Als Hustenmittel. 3-mal täglich 20 ml einnehmen.
- **TINKTUR** Gegen Durchfall oder zur Schleimlösung bei Husten anwenden.

INDIKATIONEN

● **UNTERE ATEMWEGE**
Thymian ist ein wirksames Heilmittel gegen Infektionen der unteren Atemwege, wie Bronchitis und Rippenfellentzündung. Aufgüsse werden bei Infektionen in Hals und unteren Atemwegen verwendet; frische Blätter bei Halsschmerzen kauen.

● **ASTHMA UND HEUSCHNUPFEN**
Thymian wird mit anderen Kräutern bei Asthma insbesondere für Kinder verordnet. Seine belebende Wirkung gleicht den dämpfenden Effekt vieler gegen Asthma eingesetzter Drogen aus. Thymian hilft bei Pollenallergie.

● **MUSKELKRÄMPFE**
Thymian wirkt gegen Ermüdung, Schmerzen und Krämpfe der Muskeln und Rückenbeschwerden.

● **IM ALTER**
Thymian und sein ätherisches Öl fördern die Körperfunktionen und wirken Altersfolgen entgegen.

● **ERSTE HILFE**
Auf die Haut aufgetragen, lindert Thymian Insektenbisse und -stiche. Er wirkt gegen Pilzinfektionen sowie Krätze und Läuse.

● **WARNHINWEIS**
Ätherisches Öl nicht innerlich anwenden, während der Schwangerschaft auch auf äußerliche Anwendung verzichten.

ROTULME

Lindert Magen-Darm-Entzündung und Reizkolon ◆ Heilt

Akne und Furunkel ◆ Gegen Husten und Bronchitis

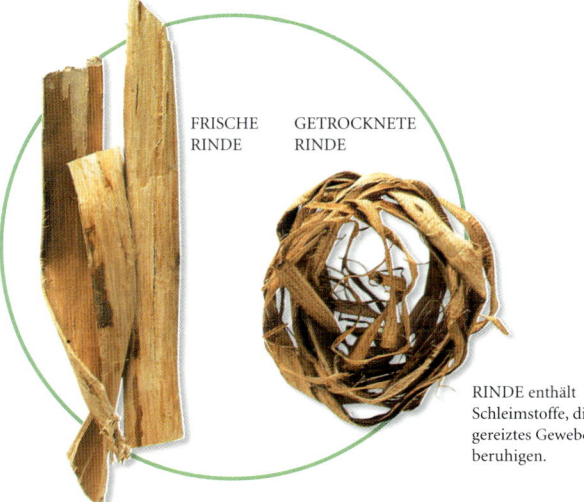

INNERE RINDE von mindestens 10-jährigen Bäumen wird im Frühjahr gesammelt und zu Pulver verarbeitet.

FRISCHE RINDE

GETROCKNETE RINDE

RINDE enthält Schleimstoffe, die gereiztes Gewebe beruhigen.

HAUPTWIRKUNG

- SCHÜTZT DIE SCHLEIMHÄUTE
- HAUT ERWEICHEND
- NÄHREND
- ABFÜHREND

ZUBEREITUNG

- KAPSELN Enthalten pulverisierte Rinde. Gegen Bronchitis 2- bis 3-mal täglich eine 200-mg-Kapsel einnehmen.
- AUFGUSS 1 gehäuften TL mit 750 ml warmem Wasser mischen, gegen Durchfall 1- bis 2-mal täglich trinken.
- UMSCHLAG Für Wunden. Mehrere Tropfen Ringelblumentinktur mit 1 TL Pulver zu einer Paste verarbeiten und auftragen.

INDIKATIONEN

● VERDAUUNG

Rotulme bringt sofort Erleichterung bei Übersäuerung, Durchfall und Magen-Darm-Entzündung. Hilfreich bei Koliken, Verstopfung, Darmentzündung, Hämorrhoiden, Divertikulitis und Reizkolon.

● NÄHR- UND STÄRKUNGSMITTEL

Bei regelmäßiger Einnahme ist Rotulme nahrhaft und wirkt beruhigend. Sie ist ein hervorragendes Nahrungsmittel für Rekonvaleszenten und bei Schwächezuständen, insbesondere wenn die Verdauung gestört ist. Auch als Babynahrung gut geeignet.

● HAUTERKRANKUNGEN

Rotulme beruhigt entzündete Haut, bildet eine Schutzschicht und erweicht die Haut. Umschläge eignen sich gut zum »Reifen« von Eiterherden.

● HARNWEGE

Ihre beruhigende Wirkung auf das gereizte Gewebe der Harnwege macht die Rotulme zu einem nützlichen Mittel bei chronischer Blasenentzündung.

● HUSTEN

Rotulme kann zur Behandlung aller Arten von Atemwegsproblemen eingesetzt werden; sie lindert Husten, Bronchitis, Rippenfellentzündung und Tuberkulose.

GROSSE BRENNNESSEL

Zur Behandlung von Ausschlag und Juckreiz

Hilft gegen Heuschnupfen ◆ Stoppt Blutungen

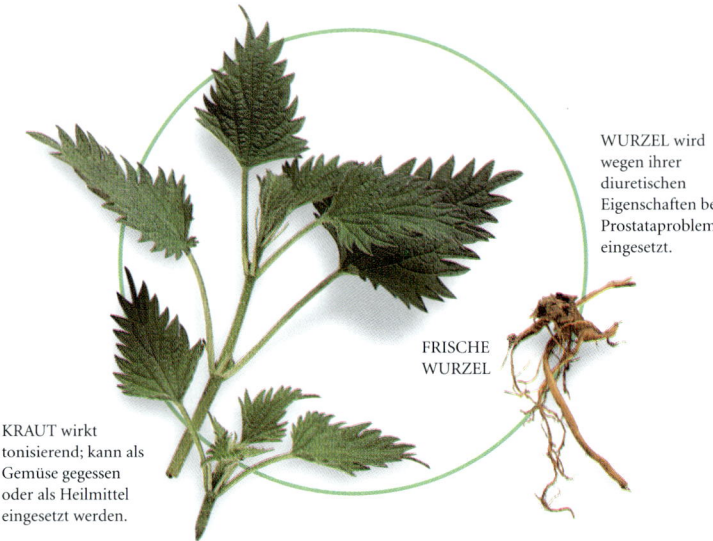

WURZEL wird wegen ihrer diuretischen Eigenschaften bei Prostataproblemen eingesetzt.

FRISCHE WURZEL

KRAUT wirkt tonisierend; kann als Gemüse gegessen oder als Heilmittel eingesetzt werden.

HAUPTWIRKUNG

- HARN TREIBEND
- STÄRKEND
- ADSTRINGIEREND
- STOPPT BLUTUNGEN

ZUBEREITUNG

- **ABKOCHUNG** Wird aus der Wurzel gewonnen. Bei Prostatavergrößerung täglich 1 Tasse trinken.
- **AUFGUSS** Präparat aus den Blättern. 200 ml als Stärkungsmittel trinken.
- **SALBE** aus den Blättern großzügig auf Ekzeme auftragen.
- **TINKTUR** aus den Wurzeln hilft gegen Prostatavergrößerung. 2-mal täglich 1 TL mit 100 ml Wasser einnehmen.

INDIKATIONEN

● ENTGIFTUNG
Die Brennnessel wirkt reinigend und entgiftend.

● ERSTE HILFE
Die antiallergischen Eigenschaften der Brennnessel sind ideal gegen Juckreiz und Insektenbisse. Sie liefert eine gute Waschlotion für Verbrennungen und Wunden. Der Saft lindert Brennnesselstiche.

● NIEREN
Möglicherweise verstärkt die Brennnessel auf Grund ihres hohen Gehalts an Flavonoiden und Kalium die Harnproduktion, hilft bei eingeschränkter Nierenfunktion und wirkt Flüssigkeitsansammlungen entgegen. Die Wurzel wird heute zur Behandlung von Prostatavergrößerung eingesetzt.

● HEUSCHNUPFEN
Wegen der antiallergischen Eigenschaften wird die Heilpflanze gegen Asthma und allergischer Rhinitis eingesetzt.

● BLUTUNGEN
Die Brennnessel verlangsamt bzw. stoppt Blutungen aus Wunden und Nasenbluten. Außerdem ist sie hilfreich bei starker Menstruationsblutung und in der Behandlung von Anämie. Sie ist reich an Eisen und Vitamin C sowie weiteren Mineralstoffen und Vitaminen.

CRANBERRY

Lindert Harnwegsinfektionen, z. B. Blasenentzündung

Beugt Prostatavergrößerung und Nierensteinen vor

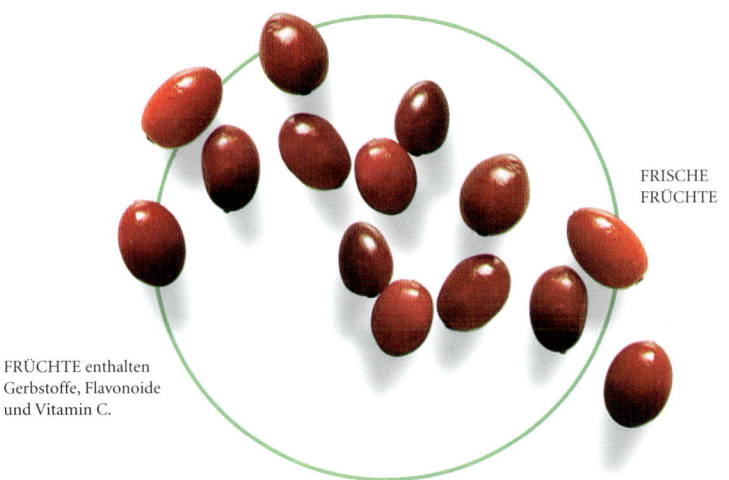

FRISCHE
FRÜCHTE

FRÜCHTE enthalten
Gerbstoffe, Flavonoide
und Vitamin C.

HAUPTWIRKUNG

- HARN TREIBEND
- DESINFIZIERT DIE HARN-
  WEGE
- ENTGIFTEND

ZUBEREITUNG

- BEEREN Frische Bee-
  ren enthalten viel Vi-
  tamin C und eignen
  sich als Zutat für viele
  Arten von Speisen.
  Aus ihnen lässt sich
  ein Extrakt herstellen.

- SAFT Der Saft aus den
  Beeren fördert den
  Harnfluss und be-
  kämpft Infektionen.
  Er verringert die Not-
  wendigkeit einer an-
  tibiotischen Behand-
  lung bei Frauen, die
  an chronischen Harn-
  wegsinfektionen
  erkrankt sind.

INDIKATIONEN

● HARNWEGE

Die Cranberry wird zur
Vorbeugung und Behand-
lung von Blasen- und
Harnleiterentzündung
eingesetzt. Sie desinfiziert
die Harnwege. In akuten
Fällen wirkt sie besser in
Kombination mit Bucco
und Bärentraube. Die
Cranberry kann auch über
eine längere Zeit einge-
nommen werden, um der
Entwicklung von Cal-
ciumcarbonat-Harn-
steinen vorzubeugen.

● PROSTATAPROBLEME

Die Beeren können bei
Problemen eingenommen
werden, die mit gestörtem
Harnfluss einhergehen,
z. B. Prostatavergrößerung.

● ZUR STÄRKUNG

Bekanntestes Produkt der
Pflanze ist die Cranberry-
sauce. In Schweden wird
aus den Früchten ein
scharfsaures Getränk be-
reitet. Der Saft wird oft
mit Apfel gesüßt und er-
gibt dann eine wohl-
schmeckende Arznei.

● NAHRUNGSMITTEL

Die nordamerikanischen
Ureinwohner verarbeite-
ten zerdrückte Cranberries
mit Trockenfleisch und
Tierfett zu Pemmican. Die
Beeren werden als Zutat
für Kuchen, Saucen und
Würzmittel verwendet.

● WARNHINWEIS

**Bei Nierenerkrankung
nur unter Aufsicht eines
Therapeuten anwenden.**

BALDRIAN

Mildert Verspannung und fördert erholsamen Schlaf

Gegen Rücken- und Periodenschmerzen

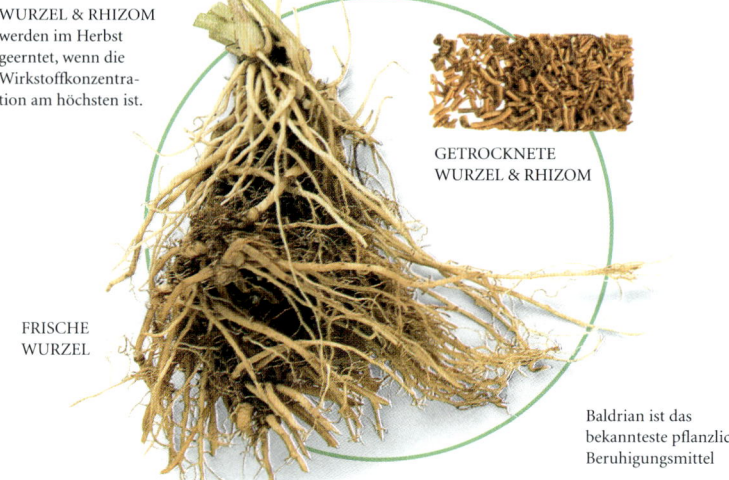

WURZEL & RHIZOM werden im Herbst geerntet, wenn die Wirkstoffkonzentration am höchsten ist.

GETROCKNETE WURZEL & RHIZOM

FRISCHE WURZEL

Baldrian ist das bekannteste pflanzliche Beruhigungsmittel

HAUPTWIRKUNG

- BERUHIGEND
- ENTSPANNEND
- LÖST MUSKELKRÄMPFE
- ANGST LÖSEND
- BLUTDRUCK SENKEND

ZUBEREITUNG

- **ABKOCHUNG** Zur Beruhigung abends 25–100 ml trinken.
- **PULVER** Wird in Kapselform gegen Schlafstörungen eingenommen. 1–2 500-mg-Kapseln einnehmen.
- **TABLETTEN** Hilfreich bei Stress. Können weitere Drogen enthalten.
- **TINKTUR** Gegen Angst bis zu 5-mal täglich 20 Tropfen in heißem Wasser einnehmen.

INDIKATIONEN

● **ANGST UND STRESS**
Baldrian ist ein sicheres Mittel gegen nervöse Verspannung und Angst sowie zur Beruhigung, wenn man nicht »abschalten« kann. Er hilft bei fast allen Problemen, die mit Stress zu tun haben, und wirkt auf den Geist beruhigend wie auf den Körper entspannend. Weitere Anwendungsgebiete sind Herzklopfen, Panikzustände und Zittern.

● **BLUTDRUCK**
In Kombination mit anderen Heilpflanzen trägt die beruhigende und Muskel entspannende Wirkung von Baldrian zur Blutdrucksenkung bei.

● **SCHLAFSTÖRUNGEN**
Baldrian wurde bereits im antiken Rom als Schlafmittel verwendet. Er wirkt gut bei Schlafstörungen, die durch Angst oder Übererregtheit verursacht werden.

● **VERSPANNUNGEN**
Durch Baldrian lassen sich Muskelverspannungen z. B. in den Schultern oder im Rücken lösen. Auch Periodenschmerzen und im Vorfeld der Periode auftretende Verspannungen werden gemildert.

● **WARNHINWEIS**
Kann Schläfrigkeit hervorrufen. Baldrian nicht zusammen mit anderen Schlafmitteln einnehmen.

SCHNEEBALL

Lindert Muskel- und Menstruationskrämpfe

Hilfreich bei Reizkolon ◆ Löst nervöse Verspannung

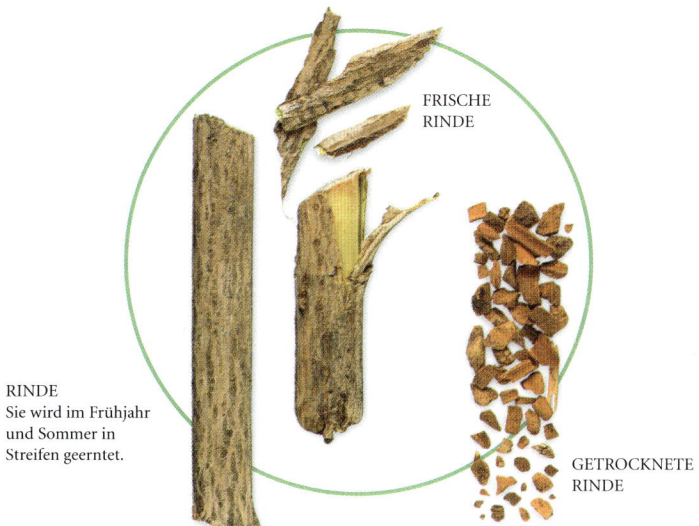

FRISCHE
RINDE

RINDE
Sie wird im Frühjahr
und Sommer in
Streifen geerntet.

GETROCKNETE
RINDE

HAUPTWIRKUNG

- KRAMPF LÖSEND
- BERUHIGEND
- ADSTRINGIEREND
- NERVEN STÄRKEND

ZUBEREITUNG

- ABKOCHUNG Gegen
  Periodenschmerzen
  alle 3 Stunden ½ Tasse
  trinken.
- LOTION Bei Ver-
  spannungen in Hals
  oder Schultern zum
  Einreiben verwenden.
- TINKTUR Wird zur Be-
  handlung von nervö-
  sen oder muskulären
  Verspannungen ein-
  gesetzt. Bei Reizkolon
  2-mal täglich ½ TL in
  heißem Wasser
  einnehmen.

INDIKATIONEN

● VERSPANNUNGEN

Schneeball entspannt die
Muskulatur und kann in-
nerlich wie äußerlich an-
gewendet werden. Die
Pflanze unterstützt die
Behandlung von Muskel-
krämpfen, Perioden-
schmerzen und -krämp-
fen. Kann auch Asthma
lindern.

● ARTHRITIS

Schneeball kann Arthritis
lindern, wenn Gelenk-
schwäche und Schmerzen
zu starken Muskelverspan-
nungen geführt haben.
Durch Entspannung der
Muskulatur verbessern
sich die Durchblutung und
der Abtransport von
Schlacken wie Milchsäure.

● VERSTOPFUNG

Wegen der entspannenden
Wirkung auf die Mus-
kulatur wird der Schnee-
ball zur Behandlung von
Reizkolon und Verstop-
fung verabreicht.

● MUMPS

Nordamerikanische Indi-
aner behandelten mit
Schneeball Drüsenschwel-
lungen und Mumps.

● STRESS

Seine beruhigenden
Eigenschaften helfen bei
nervösen Verspannungen.

● KREISLAUF

Der Schneeball wird we-
gen seiner entspannenden
Wirkung gegen Bluthoch-
druck und andere Kreis-
laufprobleme eingesetzt.

MÖNCHSPFEFFER

Wirkt ausgleichend auf Hormonhaushalt und Periode

Steigert die Fruchtbarkeit

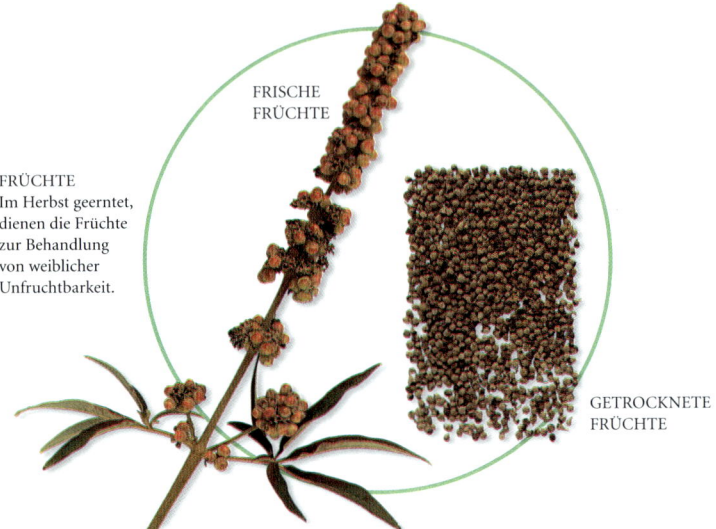

FRISCHE
FRÜCHTE

FRÜCHTE
Im Herbst geerntet,
dienen die Früchte
zur Behandlung
von weiblicher
Unfruchtbarkeit.

GETROCKNETE
FRÜCHTE

HAUPTWIRKUNG

- GLEICHT HORMON-
  HAUSHALT AUS
- WIRKT ÄHNLICH WIE
  PROGESTERON
- STEIGERT DIE MILCH-
  PRODUKTION

ZUBEREITUNG

- TABLETTEN Gegen
  prämenstruelle Be-
  schwerden, zur Förde-
  rung der Empfängnis
  oder zum Ausgleich
  des sinkenden Hor-
  monspiegels während
  der Wechseljahre.
- TINKTUR aus Beeren
  gegen Zyklusstörun-
  gen, Wechseljahres-
  beschwerden oder
  zur Fruchtbarkeits-
  steigerung drei Mo-
  nate lang täglich 40
  Tropfen einnehmen.

INDIKATIONEN

● HORMONAUSGLEICH

Mönchspfeffer gehört zu
den wichtigsten Heilpflanzen für den Ausgleich des
weiblichen Hormonhaus-
halts. Indem er die Akti-
vität des Hormons Proges-
teron erhöht, wirkt
Mönchspfeffer ausglei-
chend auf die Hormon-
produktion der Eierstöcke.

● MENSTRUATION

Mönchspfeffer kann gegen
unregelmäßige und aus-
bleibende Periode helfen.
Lang dauernde Zyklen
werden meist verkürzt,
kurze verlängert.

● STILLEN

Die Beeren können die
Milchproduktion steigern.

● PMS

Mönchspfeffer wird häufig
zur Behandlung von Be-
schwerden vor der Periode
eingesetzt. Man spricht
vom Prämenstruellen Syn-
drom (PMS), das z. B. Blähungen, Empfindlichkeit
und Schwellung der Brüs-
te, Reizbarkeit, depressive
Verstimmung, Migräne
und Akne umfasst.

● UNFRUCHTBARKEIT

Mönchspfeffer ist eine traditionelle Heilpflanze
gegen Unfruchtbarkeit. Er
hilft in Fällen, die durch
einen Mangel an Proges-
teron verursacht sind.

● WARNHINWEIS

Überdosierung kann Krib-
beln auf der Haut verursachen (»Ameisenlaufen«).

SCHLAFBEERE

Bringt Erleichterung bei nervöser Erschöpfung und Stress

Steigert die sexuelle Leistungskraft ◆ Fördert die Genesung

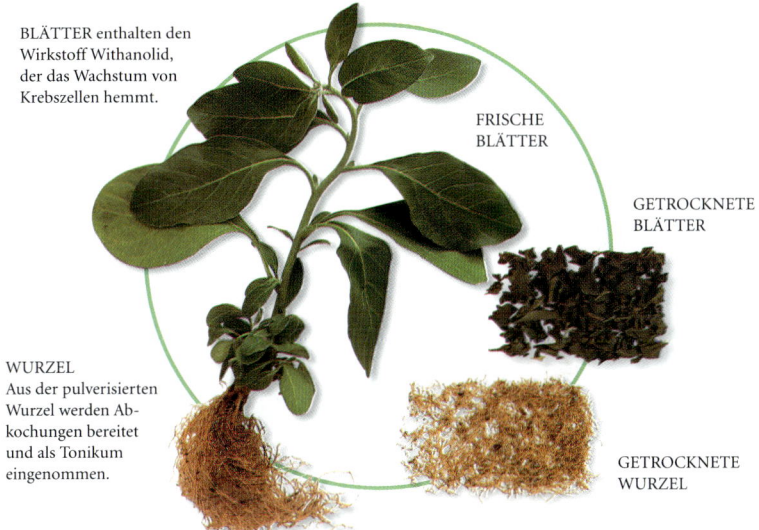

BLÄTTER enthalten den Wirkstoff Withanolid, der das Wachstum von Krebszellen hemmt.

FRISCHE BLÄTTER

GETROCKNETE BLÄTTER

WURZEL
Aus der pulverisierten Wurzel werden Abkochungen bereitet und als Tonikum eingenommen.

GETROCKNETE WURZEL

HAUPTWIRKUNG

- ANPASSUNGSFÖRDERND
- STÄRKEND
- BERUHIGEND

ZUBEREITUNG

- KAPSELN Enthalten pulverisierte Wurzel. Gegen nervöse Erschöpfung täglich 1–2 Kapseln mit Wasser einnehmen.
- ABKOCHUNG Gegen Stress 5 g Wurzel mit 100 ml Wasser abkochen und über zwei Tage einnehmen. Auch als beruhigendes Tonikum anwendbar.
- PULVER Kann gegen Anämie eingesetzt werden. Ein Mal täglich ½ TL mit etwas Wasser einnehmen.

INDIKATIONEN

● STÄRKUNGSMITTEL
Die Schlafbeere ist auch unter dem Namen »Indischer Ginseng« bekannt und wird im Ayurveda verwendet, um die Vitalität zu steigern, den Geist zu klären, die Nerven zu beruhigen und den Schlaf zu fördern.

● STRESS
Die Schlafbeere hilft bei Überarbeitung und nervöser Erschöpfung. Sie wirkt Langzeitstress entgegen, indem sie Überaktivität und Unruhe dämpft.

● ANÄMIE
Der hohe Eisengehalt der Schlafbeere hilft bei Blutarmut.

● APHRODISIAKUM
Im Ayurveda wird der Schlafbeere eine stärkende, aphrodisierende Wirkung nachgesagt. Ihr Beitrag zur Steigerung der sexuellen Leistungskraft ist durch wissenschaftliche Untersuchungen belegt.

● KREBS
Forschungsergebnisse zeigen, dass Inhaltsstoffe der Pflanze ähnlich wie körpereigene Steroidhormone entzündungshemmend wirken und das Wachstum von Krebszellen unterbinden können. Die Schlafbeere kann als Krebsvorbeugungsmittel sowie gegen chronische entzündliche Krankheiten, wie Lupus und Polyarthritis, verwendet werden.

MAIS

Hilft gegen Blasenentzündung und Harnwegsinfektionen

Wirkt Nierensteinen entgegen ◆ Senkt den Blutdruck

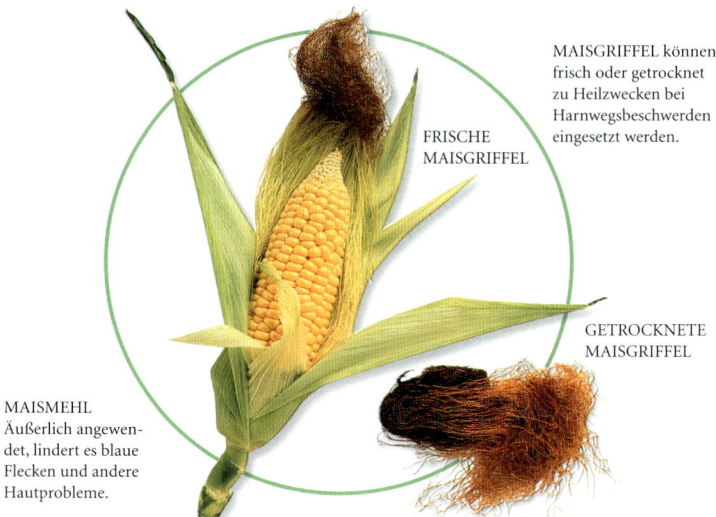

MAISGRIFFEL können frisch oder getrocknet zu Heilzwecken bei Harnwegsbeschwerden eingesetzt werden.

FRISCHE MAISGRIFFEL

GETROCKNETE MAISGRIFFEL

MAISMEHL
Äußerlich angewendet, lindert es blaue Flecken und andere Hautprobleme.

HAUPTWIRKUNG

- SCHÜTZT DIE SCHLEIM-HAUT DER HARNWEGE
- HARN TREIBEND
- REGT DIE GALLEN-ABSONDERUNG AN
- BLUTDRUCK SENKEND

ZUBEREITUNG

- KAPSELN aus Maisgriffel helfen gegen Ödeme.
- ABKOCHUNG aus Maismehl kann als Umschlag auf wunde Haut oder Furunkel aufgebracht werden.
- AUFGUSS Gegen Blasenentzündung täglich 500 ml trinken.
- TINKTUR aus Maisgriffel kann zusammen mit Bucco gegen Blasenentzündung eingesetzt werden.

INDIKATIONEN

● HARNWEGS-INFEKTIONEN

Maisgriffel wirken Harn treibend und helfen bei fast allen Harnwegsproblemen. Sie beruhigen und entspannen die Schleimhaut von Blase und Harnwegen, lindern Reizungen, fördern und erleichtern die Harnausscheidung z.B. bei Prostatabeschwerden oder Blasenentzündung.

● NIERENSTEINE

Maisgriffel sollen eine vorteilhafte Wirkung auf die Nieren besitzen und können bei Nierensteinen sowohl vorbeugend als auch zur Behandlung eingesetzt werden.

● HAUTPROBLEME

In der Volksmedizin Zentral- und Nordamerikas wird Maismehl als Umschlag bei Blutergüssen, Schwellungen, Wundsein und Juckreiz verabreicht.

● CHINESISCHES HEILMITTEL

In China dienen Maisgriffel der Behandlung von Flüssigkeitsansammlungen und Gelbsucht. Sie werden gegen Ödeme (insbesondere während der Schwangerschaft) und zur Verbesserung des Gallenflusses eingesetzt.

● KREISLAUF

Maisgriffel senken den Blutdruck und setzen die Blutgerinnungszeit herab.

INGWER

Hilft bei Übelkeit ◆ Fördert die Durchblutung
Senkt Fieber

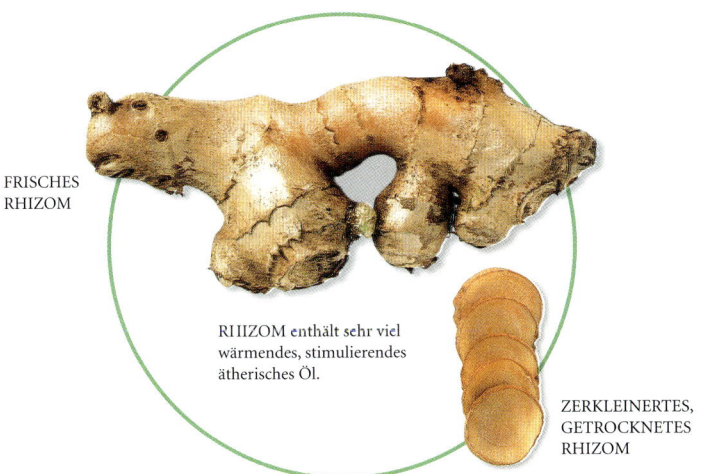

FRISCHES
RHIZOM

RHIZOM enthält sehr viel
wärmendes, stimulierendes
ätherisches Öl.

ZERKLEINERTES,
GETROCKNETES
RHIZOM

HAUPTWIRKUNG

- BRECHREIZ HEMMEND
- DURCHBLUTUNGS-
  FÖRDERND
- HUSTEN STILLEND
- ENTZÜNDUNGS-
  HEMMEND
- KEIM TÖTEND

ZUBEREITUNG

- KAPSELN Gegen mor-
  gendliche Übelkeit
  stündlich eine 75-mg-
  Kapsel einnehmen.
- ÄTHERISCHES ÖL Lin-
  dert Arthritis. 5 Trop-
  fen mit 20 Tropfen
  Trägeröl verdünnen.
- AUFGUSS Gegen
  Übelkeit 3-mal täglich
  1 Tasse trinken.
- TINKTUR Zur Verdau-
  ungsförderung 2-mal
  täglich 30 Tropfen mit
  Wasser einnehmen.

INDIKATIONEN

● VERDAUUNG

Ingwer ist ein hervorra-
gendes Mittel gegen Ver-
dauungsstörungen, Blä-
hungen und Koliken. Seine
Keim tötenden Eigenschaf-
ten helfen bei Magen-
Darm-Infektionen und
Lebensmittelvergiftungen.

● ÜBELKEIT

Ingwer ist hochwirksam
bei morgendlicher Übel-
keit und Reisekrankheit. Er
hilft auch bei der Behandlung von Übelkeit nach
Operationen.

● DURCHBLUTUNG

Ingwer steigert die Durchblutung und stellt daher
ein wertvolles Mittel für
die Behandlung von Er-

frierungen dar. Außerdem
trägt er zur Senkung von
erhöhtem Blutdruck bei.

● ERKÄLTUNG

Ingwer wirkt Schweiß treibend und Fieber senkend.
Bei Husten, Erkältungs-
krankheiten und Atem-
beschwerden besitzt er
wärmende und lindernde
Wirkung. In China wird er
gegen Schüttelfrost, Kopf-
und Muskelschmerzen, bei
Pulsschwäche und Blässe
verabreicht.

● WARNHINWEIS

Bei Geschwüren des
Verdauungstraktes nicht
in medizinischen Dosen
einnehmen. Ätherisches
Öl innerlich nur unter
Aufsicht eines Thera-
peuten anwenden.

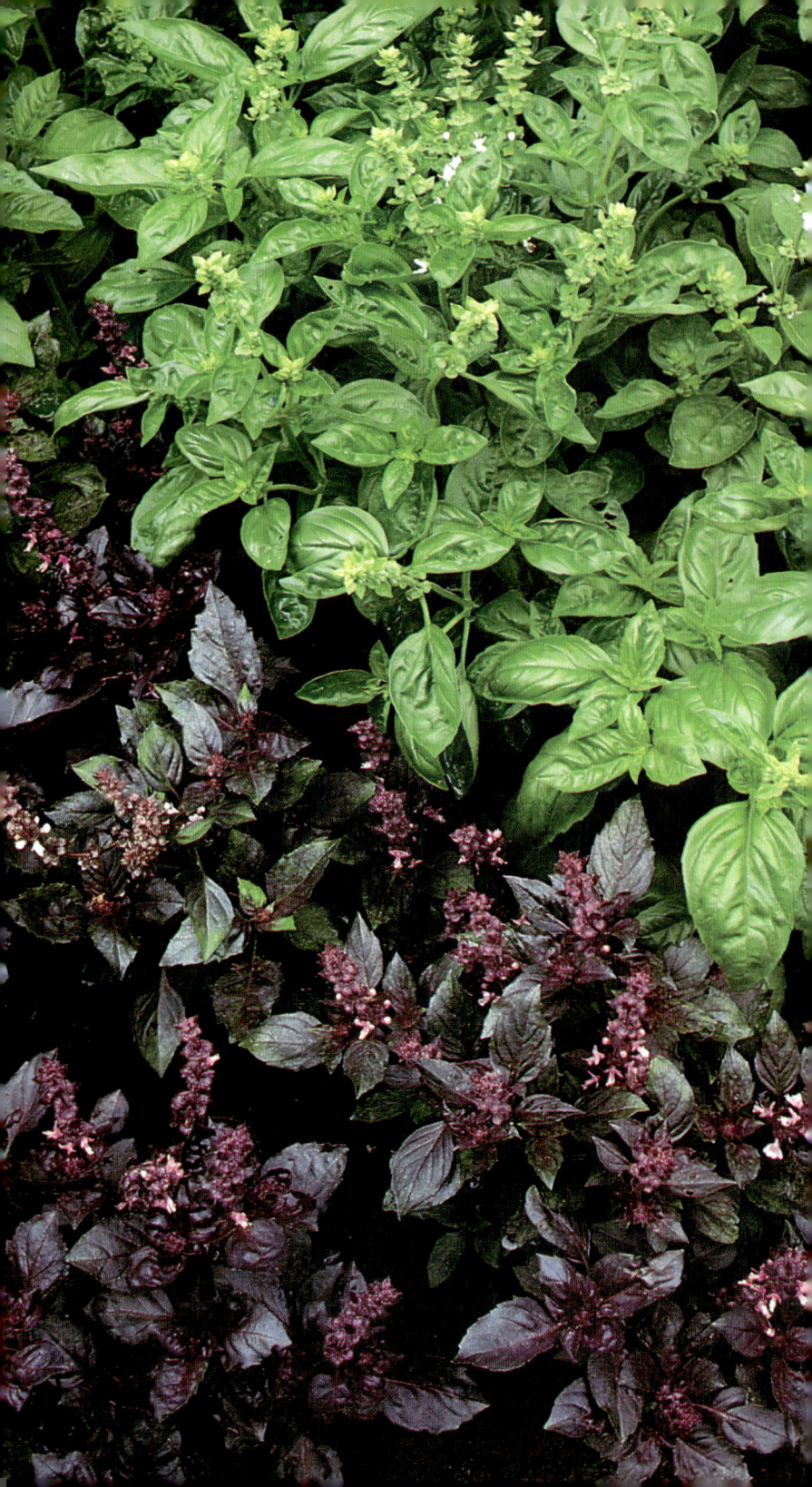

Selbsthilfe mit
Heilpflanzen

Ein Leitfaden für die Wahl des geeignetsten

pflanzlichen Heilmittels gegen viele verbreitete

und chronische Beschwerden, mit dessen Hilfe

Sie sich und Ihre Familie in allen

Lebensabschnitten behandeln können.

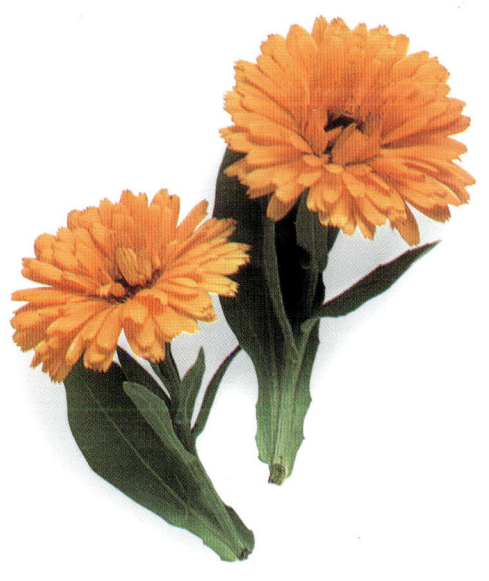

ALLERGIEN

Heilpflanzen senken die Überempfindlichkeit gegenüber
Allergie auslösenden Stoffen und lindern Beschwerden.

PROBLEMBEREICH	WARNHINWEISE
EKZEM Rötung und Entzündung der Haut mit Schuppung, Abschälung und Bläschenbildung. Häufig eine allergische Reaktion auf bestimmte Substanzen, kann jedoch auch spontan auftreten. Folgende Mittel – über mindestens eine Woche eingenommen – schaffen Erleichterung.	Suchen Sie einen ausgebildeten Therapeuten auf, falls keine Besserung bzw. eine Verschlechterung der Erkrankung eintritt.
ALLERGISCHE RHINITIS (GANZJÄHRIG) Reaktion auf Reizstoffe wie Umweltgifte, Staub oder Pollen. Kann zu jeder Jahreszeit auftreten und wird oft von Katarrh begleitet.	Bei Asthma oder anderen potenziell lebensbedrohlichen allergischen Reaktionen vor einem Behandlungsversuch mit Heilpflanzen einen ausgebildeten Therapeuten aufsuchen.
ALLERGISCHE RHINITIS (SAISONAL) Ursache des so genannten Heuschnupfens sind Pollen. Wie bei der ganzjährigen allergischen Rhinitis können Niesen, Katarrh, Nebenhöhlenverstopfung, Augenreizung und sogar asthmaartige Beschwerden auftreten.	Bei Asthma oder anderen potenziell lebensbedrohlichen allergischen Reaktionen vor einem Behandlungsversuch mit Heilpflanzen einen ausgebildeten Therapeuten aufsuchen.
ASTHMA, PFEIFENDE ATMUNG Asthma kann durch eine allergische Reaktion, z. T. aber auch durch Infektionen ausgelöst werden. Die empfohlenen Heilpflanzen lindern die Symptome – die Ursache muss jedoch ein Arzt klären.	Bei Asthma sollten Sie einen ausgebildeten Therapeuten aufsuchen, bevor Sie Heilpflanzen zur Behandlung anwenden.
ATEMBESCHWERDEN, ENGE IN DER BRUST Pflanzen wie Brennnessel, Thymian, Schneeball und Sonnenhut erleichtern die Atmung bei Infektionen oder anderen Erkrankungen der Atemwege.	Bei Asthma oder anderen potenziell lebensbedrohlichen allergischen Reaktionen vor einem Behandlungsversuch mit Heilpflanzen einen ausgebildeten Therapeuten aufsuchen.
BRONCHIALASTHMA Kann u. a. durch Atemwegsinfektionen ausgelöst werden. Eine Unterstützung des Immunsystems ist hilfreich.	Bei Asthma sollten Sie einen ausgebildeten Therapeuten aufsuchen, bevor Sie Heilpflanzen zur Behandlung anwenden.

Allergien beruhen auf einer Überreaktion des Immunsystems auf äußere Reize, wie Pollen, Insektenstiche, Chemikalien oder Nahrungsmittel. Bei entsprechender Veranlagung lösen diese so genannten Allergene eine allergische Reaktion aus. In der Langzeitbehandlung stehen Kontaktvermeidung des Allergens sowie pflanzliche Mittel zur Dämpfung der Überempfindlichkeit und Linderung der Beschwerden im Vordergrund. Gehen Sie zum Arzt, wenn lebensbedrohliche Reaktionen auftreten oder wenn sich Ihre Beschwerden durch eine Heilpflanze verschlimmern.

ÄUSSERLICHE ANWENDUNG	INNERLICHE ANWENDUNG
PFEFFERMINZE (*Mentha x piperita*, S. 68). Aufguss aus 1 TL Droge und 1 Tasse Wasser bereiten, 10 Minuten ziehen lassen, abseihen. 2- bis 3-mal täglich zum Waschen verwenden. **WASSERNABEL** (*Centella asiatica*, S. 42). Pulver oder Paste 2- bis 3-mal täglich auftragen.	KEINE
KEINE	**BRENNNESSEL** (*Urtica dioica*, S. 88) 3 Monate lang täglich 3–4 Tassen Aufguss trinken. **BAIKAL-HELMKRAUT** (*Scutellaria baicalensis*, S. 81). Täglich 2 Tassen Abkochung trinken.
KEINE	**SCHWARZER HOLUNDER** (*Sambucus nigra*, S. 79). Über einige Monate vor Beginn der Heuschnupfensaison täglich 2–3 Tassen Blütenaufguss trinken.
ECHTE KAMILLE (*Chamomilla recutita*, S. 43). 2 gehäufte TL Droge mit 1 Tasse kochendem Wasser aufgießen, 10 Minuten zugedeckt ziehen lassen, dann Deckel abnehmen und den Dampf inhalieren. Danach den Aufguss abseihen und trinken.	**BRENNNESSEL** (*Urtica dioica*, S. 88). **THYMIAN** (*Thymus vulgaris*, S. 86). Aufguss aus jeweils 10 g Droge beider Pflanzen und 750 ml Wasser bereiten und über den Tag verteilt trinken.
KEINE	**SCHNEEBALL** (*Viburnum opulus*, S. 91). Gegen Atembeschwerden und Engegefühl in der Brust 3 Tage lang bis zu 6-mal täglich 1 TL Tinktur mit Wasser einnehmen, danach über 7 Tage 3-mal täglich 1 TL.
KEINE	**SONNENHUT** (*Echinacea angustifolia*, S. 51). 2- bis 3-mal täglich eine Tablette, Kapsel oder ½ TL Tinktur einnehmen.

KREISLAUFSYSTEM

Es gibt eine Vielzahl von Pflanzen, die Kreislauf und Gefäße gesund erhalten und Blutdruckproblemen vorbeugen.

PROBLEMBEREICH	WARNHINWEISE
ANÄMIE (BLUTARMUT) Eisenmangelanämie infolge von Blutverlust kann mit Heilpflanzen behandelt werden. Bitterstoffe enthaltende Pflanzen verbessern die Nährstoffaufnahme; andere (z. B. Brennnessel) sind reich an Eisen.	Suchen Sie professionelle Hilfe, um die Art von Anämie bestimmen zu lassen, an der Sie leiden, bevor Sie eine Selbstbehandlung beginnen.
BLUTHOCHDRUCK/ARTERIENVERKALKUNG In leichteren Fällen können Heilpflanzen helfen, die Blut verdünnend, Blutdruck senkend und durchblutungsfördernd wirken. Häufig wird Knoblauch eingesetzt, der sich eher für die Vorbeugung als für eine Behandlung eignet.	Suchen Sie professionelle Hilfe, wenn Sie bereits ein Kreislaufmedikament einnehmen oder starke Schmerzen in der Brust, Taubheitsgefühl, Kribbeln oder Herzklopfen auftreten.
HERZKLOPFEN UND PANIKATTACKEN Herzklopfen ist oft Folge von Stress, selten auch Anzeichen einer Herzkrankheit. Starkes Herzklopfen ist ein Schlüsselsymptom von Panikattacken, die durch unvermittelte Angstausbrüche charakterisiert sind.	Bei starkem Herzklopfen über mehrere Minuten sofort ärztliche Hilfe suchen. Dan Shen nicht gleichzeitig mit Gerinnungshemmern oder in der Schwangerschaft einnehmen.
KALTE GLIEDER UND FROSTBEULEN Durchblutungsstörungen können Unbehagen und schmerzhafte Gewebeschäden an Fingern und Zehen hervorrufen. Heilpflanzen können die Durchblutung der Gliedmaßen verbessern.	Suchen Sie professionelle Hilfe, wenn Ihre Zehen oder Finger sich oft kalt und taub anfühlen.
KRAMPFADERN Infolge einer Schwäche der Venenwände und/oder erhöhten Venendrucks kommt es zu Blutstau und zu einer krankhaften Erweiterung der Venen.	Krampfadern nicht massieren oder reiben. Treten heiße, geschwollene oder geschwürig veränderte Venen auf oder sind Haut oder Venen dunkelrot verfärbt, sollte professionelle Hilfe gesucht werden.
HÄMORRHOIDEN Häufig Folge von Verstopfung und schlechter Ernährung. Zur Behandlung werden adstringierende und entzündungshemmende Heilpflanzen verwendet.	Eine ballaststoffreiche, fettarme Ernährung hilft gegen Verstopfung und hält die Arterien frei von Fettablagerungen.

Um gesund zu bleiben, müssen alle Körperzellen von Flüssigkeit umströmt werden, die Nährstoffe herbei- und Abfallstoffe wegschafft. Wird dieser Vorgang durch Kreislaufstörungen behindert, reagiert der Körper mit einer das Herz belastenden Blutdrucksteigerung. Fettarme, ballaststoffreiche Ernährung und viel Bewegung halten das Herz fit und die Arterien frei von Ablagerungen. Bei starken Schmerzen in der Brust, Herzklopfen, Schwäche- oder Taubheitsgefühl oder einer dunkelroten Verfärbung von Haut bzw. Venen sofort zum Arzt gehen.

ÄUSSERLICHE ANWENDUNG	INNERLICHE ANWENDUNG
KEINE	**GELBER ENZIAN** (*Gentiana lutea*, S. 57). ½ Stunde vor den Mahlzeiten 2–5 Tropfen Tinktur mit Wasser einnehmen. **GROSSE BRENNNESSEL** (*Urtica dioica*, S. 88). Aus 25 g Droge und 750 ml Wasser einen Aufguss bereiten und über den Tag verteilt trinken.
KEINE	**KNOBLAUCH** (*Allium sativum*, S. 31). Tabletten oder täglich 1–2 Zehen essen. **INGWER** (*Zingiber officinale*, S. 95). Täglich ¼ TL frischen Ingwer ins Essen geben. **GINKGO** (*Ginkgo biloba*, S. 58). Tabletten 2–3 Monate lang einnehmen.
KEINE	**DAN SHEN** (*Salvia miltiorrhiza*, S. 77). Stellen Sie eine Abkochung her und nehmen Sie 1 Woche lang täglich 3–4 Dosen (oder für 2–3 Wochen die Hälfte) davon ein.
INGWER (*Zingiber officinale*, S. 95), **SONNENHUT** (*Echinacea angustifolia*, S. 51), **ZITRONE** (*Citrus limon*, S. 46). Frischen Ingwer, unverdünnten Zitronensaft oder reine Sonnenhuttinktur 2-mal täglich auf nicht aufgebrochene Frostbeulen auftragen.	**CHILI** (*Capsicum frutescens*, S. 39). Im Winter Tabletten einnehmen oder jeder Hauptmahlzeit eine Prise Pulver zusetzen. **SCHNEEBALL** (*Viburnum opulus*, S. 91). Täglich 3 Dosen einer Abkochung aus 15 g Rinde und 750 ml Wasser trinken.
RINGELBLUME (*Calendula officinalis*, S. 38) **ZAUBERNUSS** (*Hamamelis virginiana*, S. 60). Hamameliswasser, -creme oder -salbe 1- bis 2-mal täglich auftragen. Oder Ringelblumen- und Hamameliscreme zu gleichen Teilen 1- bis 2-imal täglich auf schmerzende Venen auftragen.	KEINE
ZAUBERNUSS (*Hamamelis virginiana*, S. 60). Hamameliswasser oder -salbe 1- bis 2-mal täglich vorsichtig auftragen.	**ROTULME** (*Ulmus rubra*, S. 87). Zur Erleichterung des Stuhlgangs und gegen schmerzhafte Hämorrhoiden Tabletten einnehmen.

HAUTPROBLEME

Kleinere Hautprobleme, wie Ausschlag, Verbrennungen oder Blutergüsse, sprechen auf äußerliche Behandlung an.

PROBLEMBEREICH	WARNHINWEISE
INSEKTENSTICHE UND KLEINERE SCHWELLUNGEN Entzündung und Schwellung der Haut sind häufig Folge von Insektenstichen. Am wirksamsten ist eine gleichzeitige äußerliche und innerliche Behandlung.	Suchen Sie unverzüglich einen Therapeuten auf, wenn extreme allergische Reaktionen auftreten bzw. eine Veranlagung dazu besteht, oder wenn Sie im Mund gestochen wurden und der Hals zuschwillt.
AUSSCHLAG, LEICHTE VERBRENNUNGEN, SONNENBRAND Ausschlag und leichte Verbrennungen einschließlich Sonnenbrand heilen gewöhnlich von allein aus; pflanzliche Mittel können die Heilung jedoch beschleunigen.	Suchen Sie einen Therapeuten auf, falls Anzeichen für eine Infektion auftreten, oder wenn Sie Veränderungen an Muttermalen oder Sommersprossen entdecken.
KLEINERE WUNDEN UND BLUTERGÜSSE Kleinere Wunden, Blutergüsse und Abschürfungen lassen sich nicht vermeiden, aber mit Hilfe der aufgelisteten Mittel zu Hause wirksam behandeln.	Suchen Sie unverzüglich ärztliche Hilfe bei größeren Wunden, Blutergüssen oder Abschürfungen, besonders wenn die Schmerzen länger als 24 Stunden andauern.
LIPPENHERPES, WINDPOCKEN, GÜRTELROSE Gegen diese Viruserkrankungen der Haut helfen pflanzliche Heilmittel – besonders solche, die das Immunsystem unterstützen.	Wenden Sie sich bei Verdacht auf Gürtelrose an einen ausgebildeten Therapeuten. Lassen Sie Veränderungen an Muttermalen oder Sommersprossen ärztlich begutachten.
PILZINFEKTIONEN DER HAUT Pilzinfektionen sind leicht durch Berührung übertragbar und zu Hause manchmal schwer zu behandeln. Fußpilz nistet sich in der Haut zwischen und unter den Zehen ein und verursacht Rissbildung und Schuppung.	Wer an Fußpilz leidet, sollte die Füße sauber und trocken halten und keine synthetischen Socken oder engen Schuhe tragen. Thymianöl nicht während der Schwangerschaft anwenden.
AKNE, FURUNKEL Hautprobleme durch Infektion, hormonelles Ungleichgewicht oder ungenügende Entgiftung sollten äußerlich und innerlich behandelt werden.	Pickel oder Furunkel nicht ausdrücken – dies fördert eine Ausbreitung der Infektion.

Die Haut schützt uns vor Hitze, Kälte, Infektion und Verletzung. Obwohl sie sich fortlaufend erneuert, braucht sie regelmäßige Reinigung und nährende Pflege, um gesund zu bleiben. Ihre Widerstandskraft und Regenerationsfähigkeit hängen von der Gesamtgesundheit ab. Während vielen kleineren Problemen mit pflanzlichen Mitteln abgeholfen werden kann, bedürfen ernsthafte bzw. chronische Erkrankungen einer fachkundigen innerlichen Behandlung. Suchen Sie sofort therapeutische Hilfe, wenn sich Ihr Zustand dramatisch verschlechtert.

ÄUSSERLICHE ANWENDUNG	INNERLICHE ANWENDUNG
LAVENDEL (*Lavandula officinalis*, S. 64). Betroffene Stelle mit frischen Blättern, unverdünnter Tinktur oder ätherischem Öl einreiben. **ALOE VERA** (*Aloe vera*, S. 32). Das Gel wirkt lindernd und entzündungshemmend. **JOHANNISKRAUT** (*Hypericum perforatum*, S. 63). Ätherisches Öl auftragen.	**GROSSE BRENNNESSEL** (*Urtica dioica*, S. 88). Gegen allergische Reaktionen 3 Tage lang täglich 3 Tassen Aufguss trinken oder 3-mal täglich 1 TL Tinktur mit Wasser einnehmen. **SONNENHUT** (*Echinacea angustifolia*, S. 51). Tabletten oder Kapseln zur Immunstimulation einnehmen.
ALOE VERA (*Aloe vera*, S. 32), **LAVENDEL** (*Lavandula officinalis*, S. 64). Aloe-vera-Gel oder reines Lavendelöl nach Bedarf auf leichte Verbrennungen und Sonnenbrand auftragen.	**LÖWENZAHN** (*Taraxacum officinale*, S. 85), **KLETTE** (*Arctium lappa*, S. 35). Gegen Neselsucht (Urticaria) über mindestens 1 Woche täglich 2 Tassen einer Abkochung aus jeweils 5 g Wurzel und 750 ml Wasser trinken.
BEINWELL (*Symphytum officinale*, S. 82) und **ALOE VERA** (*Aloe vera*, S. 32) besitzen hervorragende wundheilende Wirkungen. Beinwellsalbe auf Wundränder und verschorfte Bereiche, aber nicht auf offene Wunden auftragen. Aloe-vera-Gel zur Wundreinigung.	KEINE
KNOBLAUCH (*Allium sativum*, S. 31), **ZITRONE** (*Citrus limon*, S. 46), **INGWER** (*Zingiber officinale*, S. 95). Frischen Ingwer, ½ Knoblauchzehe oder Zitronensaft bis 6-mal täglich auf geschlossene Herpesbläschen, Gürtelrose oder Windpocken auftragen.	**SONNENHUT** (*Echinacea angustifolia*, S. 51), **JOHANNISKRAUT** (*Hypericum perforatum*, S. 63). 2- bis 3-mal täglich ½ TL Tinktur aus einer der beiden Pflanzen einnehmen.
TEEBAUM (*Melaleuca alternifolia*, S. 66), **GEWÜRZNELKE** (*Eugenia caryophyllata*, S. 55), **RINGELBLUME** (*Calendula officinalis*, S. 38), **THYMIAN** (*Thymus vulgaris*, S. 86). Jeweils 5 Tropfen ätherisches Teebaum-, Nelken- und Thymianöl mit 1 TL Ringelblumensalbe mischen und 1- bis 2-mal täglich auftragen.	KEINE
TEEBAUM (*Melaleuca alternifolia*, S. 66), **GEWÜRZNELKE** (*Eugenia caryophyllata*, S. 55). Problemstellen 2-mal täglich mit 1 Tropfen reinem ätherischem Öl betupfen.	**LÖWENZAHN** (*Taraxacum officinale*, S. 85), **KLETTE** (*Arctium lappa*, S. 35). Eine Abkochung aus 5 g Kletten- und 10 g Löwenzahnwurzel mit 750 ml Wasser bereiten.

VERDAUUNGSTRAKT

Heilpflanzen können die Verdauungsorgane fördern
sowie Übersäuerung und Übelkeit bekämpfen.

PROBLEMBEREICH	WARNHINWEISE
MAGENSCHMERZEN Krampfartige Schmerzen deuten auf eine Reizung von Magen und Darm hin. Magenschmerzen können allein oder zusammen mit Erbrechen und Durchfall auftreten.	Suchen Sie bei starken oder wiederkehrenden Schmerzen professionelle Hilfe.
ÜBELKEIT UND ERBRECHEN Diese Beschwerden können verschiedene Ursachen haben, z. B. Lebensmittelvergiftung, Infektionen, Fieber, Migräne, Stress und Reisekrankheit. Die meisten der genannten Pflanzen helfen auch gegen Reisekrankheit.	Suchen Sie professionelle Hilfe, wenn Übelkeit und Erbrechen in starker Form oder wiederkehrend auftreten. Alle Minzearten sind für Kinder unter 5 Jahren ungeeignet.
VERDAUUNGSBESCHWERDEN Verdauungsstörungen können mit Appetitlosigkeit oder Erbrechen (siehe oben) und vielen weiteren Beschwerden einhergehen. Gegen derartige Probleme helfen auch Kräuteraperitifgetränke vor den Mahlzeiten (siehe S. 122).	Bei wiederholtem Auftreten von Verdauungsstörungen bzw. von Appetitlosigkeit und Erbrechen sollten Sie therapeutische Hilfe in Anspruch nehmen.
BLÄHUNGEN Dieser häufigen Verdauungsstörung kann vorgebeugt werden durch Einnahme pflanzlicher Bitterstoffe, die verdauungsfördernd wirken. Aufgüsse aus aromatischen Pflanzen wirken sehr gut.	Bittergetränke eignen sich grundsätzlich nicht für Kinder unter 5 Jahren. Alle Minzearten sind für Kinder unter 5 Jahren ungeeignet.
MUNDGESCHWÜRE UND ZAHNFLEISCHPROBLEME Zur Behandlung von Mundgeschwüren sowie zur Festigung von Zahnfleisch und Zähnen eignen sich viele adstringierend wirkende Pflanzen. Salbei wirkt außerdem desinfizierend und ist daher besonders wertvoll. Myrretinktur brennt beim Auftragen, beschleunigt jedoch die Heilung.	Gehen Sie zum Zahnarzt, wenn Zahn- oder Zahnfleischprobleme länger andauern.

Fast jeder leidet zuweilen an Verdauungsproblemen; bei stark gestörter Verdauung kann das Leben jedoch zur Qual werden. Verdauungsstörungen sind oft Folge ungenügender oder zu starker Produktion von Verdauungssäften, von Magen-Darm-Infektionen, Pilzinfektionen, Stress oder Angst. Vollwertige Ernährung kann helfen, doch manche Probleme bessern sich durch Fasten oder durch Meiden bestimmter Nahrungsmittel. Die Ursache wiederkehrender oder andauernder Verdauungsstörungen sollten Sie von einem Arzt abklären lassen.

ÄUSSERLICHE ANWENDUNG	INNERLICHE ANWENDUNG
KEINE	**KNOBLAUCH** (*Allium sativum*, S. 31). Täglich 1–2 frische Zehen verzehren. **RINGELBLUME** (*Calendula officinalis*, S. 38). Täglich bis zu 5 Tassen eines Aufgusses aus 2 TL Droge und 750 ml Wasser trinken.
KEINE	**INGWER** (*Zingiber officinale*, S. 95). **KURKUMA** (*Curcuma longa*, S. 49). 1–2 Wurzelstücke mit 1 Tasse kochendem Wasser übergießen. Mindestens 5 Minuten ziehen lassen, noch heiß trinken (bis zu 5 Tassen täglich). Nach Belieben 1–2 Gewürznelken (*Eugenia caryophyllata*, S. 55) zugeben. **PFEFFERMINZE** (*Mentha x piperita*, S. 68). Täglich bis zu 5 Tassen Aufguss trinken.
KEINE	**ZITRONE** (*Citrus limon*, S. 46). Zur Förderung der Verdauung jeden Morgen den frisch gepressten Saft einer Zitrone pur oder verdünnt trinken.
KEINE	**GELBER ENZIAN** (*Gentiana lutea*, S. 57). 3-mal täglich 5–10 Tropfen Tinktur mit Wasser vorbeugend einnehmen. **PFEFFERMINZE** (*Mentha x piperita*, S. 68). Täglich bis zu 5 Tassen Aufguss trinken.
SONNENHUT (*Echinacea angustifolia*, S. 51), **SÜSSHOLZ** (*Glycyrrhiza glabra*, S. 59), **MYRRE** (*Commiphora molmol*, S. 47). Tinkturen zu gleichen Teilen mischen und stündlich pur oder verdünnt auf Mundgeschwüre auftragen. Oder Mundgeschwüre und infiziertes Zahnfleisch 1-mal pro Stunde mit reiner Myrretinktur betupfen. **SALBEI** (*Salvia officinalis*, S. 78). Aufguss als Mundwasser verwenden oder Zahnfleisch mit Blättern oder Pulver einreiben.	KEINE

DARMERKRANKUNGEN

So unterschiedliche Probleme wie Verstopfung, Durchfall und Reizkolon können mit Flohsamen behandelt werden.

PROBLEMBEREICH	WARNHINWEISE
VERSTOPFUNG Verstopfung wird häufig durch unzureichende Versorgung mit Obst, Gemüse und Vollkornprodukten verursacht. Neben der Anwendung pflanzlicher Heilmittel kann daher der vermehrte Verzehr von frischem oder getrocknetem Obst helfen.	Essen Sie täglich viel frisches Obst. Suchen Sie die Hilfe eines Therapeuten, wenn andauernder Durchfall, starke Schmerzen oder Blut im Stuhl auftreten. Sennes sollte nicht über längere Zeit oder während der Schwangerschaft angewendet und nicht Kindern unter 5 Jahren verabreicht werden.
DURCHFALL Durchfall beruht im Allgemeinen auf einer Reizung bzw. Entzündung des Darms, z. B. im Rahmen einer Lebensmittelvergiftung.	Suchen Sie die Hilfe eines Therapeuten, wenn andauernder Durchfall, starke Schmerzen oder Blut im Stuhl auftreten. Salbei nicht während der Schwangerschaft einnehmen.
REIZKOLON Das Reizkolon oder so genannte Reizdarmsyndrom macht sich durch Bauchschmerzen und den Wechsel zwischen Durchfall und Verstopfung bemerkbar, die u. a. durch krampfartige Bewegungsstörungen des Dickdarms hervorgerufen werden.	Suchen Sie die Hilfe eines Therapeuten, wenn andauernder Durchfall, starke Schmerzen oder Blut im Stuhl auftreten.
MAGENÜBERSÄUERUNG, SODBRENNEN Eine überschießende Produktion von Magensäure ist häufig auf Mangel- oder Fehlernährung zurückzuführen. Präparate aus Rotulme schützen die Schleimhäute von Magen und Darm. Mädesüß beruhigt und kräftigt die Magenschleimhaut.	Säuernde Nahrungsmittel wie Zitrusfrüchte, rotes Fleisch, Spinat, Tomaten meiden, auf Alkohol und Tabak verzichten.

Bei leichten Fällen von Verstopfung und Durchfall können Heilpflanzen die normale Darmfunktion auf schonende Weise wieder herstellen. Hierfür eignen sich z. B. Schneeball, Löwenzahn, Ingwer, Süßholz, Wegerich, Sennes, Echter Lein und Rotulme. Besonders wertvoll für die Behandlung von Darmproblemen ist Salbei. Rotulme, die die Schleimhaut von Magen und Darm schützt, und das Säure mindernde Mädesüß helfen gegen Magenübersäuerung. Die Einsatzmöglichkeiten der Echten Kamille bei Magen-Darm-Problemen sind vielseitig.

ÄUSSERLICHE ANWENDUNG	INNERLICHE ANWENDUNG
KEINE	**LÖWENZAHN** (*Taraxacum officinale*, S. 85). Aus 20 g Wurzel und 750 ml Wasser eine Abkochung bereiten und täglich davon trinken. Von einem Wurzelaufguss täglich 3–4 Tassen trinken. **INGWER** (*Zingiber officinale*, S. 95), **SENNES** (*Cassia senna*, S. 41). 3–6 Sennesschoten und 2–3 Stücke frischen Ingwer in 150 ml warmes Wasser geben, umrühren. Oder Sennestabletten einnehmen. Sennesmittel bis zu 10 Tage lang anwenden.
KEINE	**SALBEI** (*Salvia officinalis*, S. 78). Für eine Abkochung aus Salbei 1 geh. TL Droge in 1½ Tassen Wasser 15–20 Minuten köcheln. Über maximal 3 Tage täglich bis zu 3 Tassen davon trinken.
KEINE	**WEGERICH** (*Plantago spp.*, S. 73). 2- bis 3-mal täglich 1 gehäuften TL Flohsamen und Hülsen mit mindestens 1 Tasse Wasser einnehmen oder unter das Essen mischen und nach der Mahlzeit mindestens 1 Tasse Wasser trinken. Samen evtl. vor der Einnahme über Nacht in kaltem Wasser einweichen.
KEINE	**ROTULME** (*Ulmus rubra*, S. 87). 2 gehäufte TL Droge mit 100 ml kochendem Wasser aufgießen, 15 Minuten ziehen lassen. Bis zu 4-mal täglich einnehmen. **ECHTE KAMILLE** (*Chamomilla recutita*, S. 43). Gegen Verdauungsstörungen, Bauchschmerzen, Blähungen und Schluckauf bis zu 5-mal täglich einen Kamillenaufguss trinken. **MÄDESÜSS** (*Filipendula ulmaria*, S. 56). Zur Linderung der Übersäuerung bei Magenschleimhautentzündung täglich bis zu 5 Tassen Aufguss aus den Blütenständen trinken.

NERVÖSE STÖRUNGEN

Mit Hilfe von Heilpflanzen kann das Nervensystem seine natürliche Vitalität und Stressresistenz wieder erlangen.

PROBLEMBEREICH	WARNHINWEISE
ANGST UND DEPRESSION Viele Heilpflanzen können die Gefühle von Ohnmacht und Unwohlsein bekämpfen, die mit Depression und Angst einhergehen. Sie lindern die Beschwerden und stärken das Nervensystem.	Begeben Sie sich bei schweren Depressionen unverzüglich in therapeutische Behandlung. Auf gesunde Ernährung, regelmäßige Bewegung und Entspannung achten. Johanniskraut wirkt oft erst nach 2–3 Wochen.
NERVENSCHMERZEN Schmerzen durch gereizte, geschädigte oder eingeklemmte Nerven treten gewöhnlich in kurzen, heftigen, den Nerv »entlangschießenden« Anfällen auf. Johanniskraut hilft gegen Ischias- und Kopfschmerzen.	Starke Schmerzen, Empfindungs- oder Bewegungsverlust von Gliedmaßen sowie Doppeltsehen bedürfen therapeutischer Begutachtung. Pfefferminze nicht an Kinder unter 5 Jahren.
KOPFSCHMERZEN/MIGRÄNE Die hier genannten Heilpflanzen wirken entspannend und lindern Kopfschmerzen, die durch Stress oder andere Faktoren ausgelöst werden. Migräneanwendungen beugen vor und erleichtern die Symptome.	Bei Auftreten von wiederholten Kopfschmerzanfällen einen ausgebildeten Therapeuten aufsuchen, um die Ursache feststellen und behandeln zu lassen.
KATER Ein Kater sollte in gleicher Weise behandelt werden wie andere leichte Vergiftungen, wo Entgiftung und Linderung von Kopfschmerz im Vordergrund stehen.	Achten Sie darauf, reichlich Wasser zu trinken.
SCHLAFSTÖRUNGEN Beruhigend wirkende Heilpflanzen, wie Echte Kamille, Lavendel oder Passionsblume, führen Entspannung herbei, während anregende wie Hafer und Ginseng bei nervöser Erschöpfung wirksam sind oder wenn man »zu müde zum Schlafen« ist.	KEINE
ZAHNSCHMERZEN Gewürznelken haben eine betäubende Wirkung.	Suchen Sie einen Zahnarzt auf, wenn mit den Zahnschmerzen Fieber oder Schwellung des Zahnfleisches einhergehen.

Für die meisten Menschen bietet sich wenig Gelegenheit, den Alltagsbelastungen zu entkommen, so dass das Nervensystem keine Zeit hat, sich zu erholen. Langzeitstress kann zu Angst, Nervosität, Depression, Schlafstörungen, Herzklopfen und Reizbarkeit führen. Heilpflanzen können den Geist entspannen und den Körper sanft stimulieren oder beruhigen. Kopfschmerzen bzw. Migräne sprechen oft gut auf eine pflanzliche Behandlung an. Bei emotionalem Stress sind gesunde Ernährung, regelmäßige Bewegung und Zeit für Entspannung wichtig.

ÄUSSERLICHE ANWENDUNG	INNERLICHE ANWENDUNG
KEINE	**JOHANNISKRAUT** (*Hypericum perforatum*, S. 63). Tabletten einnehmen oder täglich 4 Tassen Aufguss trinken. **SCHLAFBEERE** (*Withania somnifera*, S. 93). Bei Langzeitstress über den Tag verteilt eine Abkochung aus 1 g Wurzel und 1 Tasse Wasser trinken.
JOHANNISKRAUT (*Hypericum perforatum*, S. 63), **GEWÜRZNELKE** (*Eugenia caryophyllata*, S. 55), **LAVENDEL** (*Lavandula officinalis*, S. 64). Alle 2–3 Stunden Johanniskrautölextrakt oder 50 ml davon mit je 20 Tropfen Nelken- und Lavendelöl auftragen.	KEINE
LAVENDEL (*Lavandula officinalis*, S. 64). Zur Linderung von Migräne, Lösung von Angst und Förderung der Entspannung. Schläfen mit einigen Tropfen reinem ätherischem Öl einreiben.	**MUTTERKRAUT** (*Tanacetum parthenium*, S. 84). Bei Migräne 10 Tropfen Tinktur mit Wasser oder Tabletten einnehmen. **ROSMARIN** (*Rosmarinus officinalis*, S. 74). Aufguss (1 gestrich. TL Droge auf 1 Tasse Wasser), täglich 4 Tassen trinken.
KEINE	**LÖWENZAHN** (*Taraxacum officinale*, S. 85). Abkochung aus 15 g Löwenzahnwurzel und 750 ml Wasser herstellen. Über den Tag verteilt in kurzen Abständen und kleinen Portionen einnehmen.
KEINE	**ECHTE KAMILLE** (*Chamomilla recutita*, S. 43), **LAVENDEL** (*Lavandula officinalis*, S. 64), **PASSIONSBLUME** (*Passiflora incarnata*, S. 71). Die Reihenfolge dieser Pflanzen gibt ihre zunehmende Stärke wieder. Beginnen Sie mit der Echten Kamille. Abends Aufguss aus 1–2 gehäuften TL Droge pro Tasse Wasser trinken.
GEWÜRZNELKE (*Eugenia caryophyllata*, S. 55). Bis zu 3 Tage lang 2- bis 3-mal täglich eine Gewürznelke kauen oder 1–2 Tropfen reines ätherisches Öl auf den betroffenen Zahn auftragen.	

ATEMWEGE

Pflanzliche Heilmittel schützen die Schleimhäute von
Augen, Ohren, Nebenhöhlen, Nase, Hals und Lunge.

PROBLEMBEREICH	WARNHINWEISE
TIEF SITZENDER HUSTEN UND BRONCHITIS Thymian ist ein wirksames Keim tötendes Mittel für das gesamte Atmungssystem. Süßholz wirkt lindernd und Auswurf fördernd bei anhaltendem Husten. Gegen Bronchitis viel Knoblauch verzehren.	Suchen Sie sofort die Hilfe eines Therapeuten, wenn Sie dauernd husten müssen, ohne eine Erkältung oder weitere Infektion zu haben, oder Blut husten. Thymianöl nicht in der Schwangerschaft anwenden.
ERKÄLTUNG Gewöhnliche Erkältungen werden durch Viren verursacht und betreffen normalerweise Nase und Hals. Sie werden durch Erschöpfung bzw. Stress begünstigt und heilen meist von selbst.	Wenn die Beschwerden andauern oder schlimmer werden, in jedem Fall therapeutischen Rat einholen.
GRIPPE Grippe bringt weit stärkere Beschwerden mit sich als gewöhnliche Erkältungen, z. B. Fieber, Kopf- und Muskelschmerzen, Übelkeit und Erbrechen. Ingwer, Gewürznelken, Zimt und Chili wirken Schweiß treibend und somit Fieber senkend.	Suchen Sie einen Therapeuten auf, wenn Ihre Beschwerden andauern oder schlimmer werden bzw. wenn Schmerzen im Brustkorb oder Atemnot auftreten.
HALSSCHMERZEN & MANDELENTZÜNDUNG Das für Erkältungen empfohlene Präparat aus Knoblauch, Ingwer und Zitrone (siehe oben) hilft auch bei diesen Problemen. Salbei und Sonnenhut wirken stark antiseptisch, lindern die Beschwerden und fördern die Heilung.	Mandelentzündung bei Kindern unter 5 Jahren bedarf in jedem Fall ärztlicher Behandlung. Salbei während der Schwangerschaft nicht innerlich anwenden.
NEBENHÖHLENPROBLEME Starker Schnupfen ist nicht immer einfach zu behandeln und kann auf Fehlernährung, Allergie oder schlechte Luft hinweisen.	KEINE
OHRENSCHMERZEN Ohrenschmerzen können Folge einer Infektion – dann hilft Knoblauch – oder eines Katarrhs sein. Lavendel hilft gegen alle Arten von Ohrenschmerzen.	Ohrenschmerzen oder Ohrgeräusche sollten insbesondere bei Kindern von einem Therapeuten begutachtet werden.

Das Atmungssystem erstreckt sich von den Schleimhäuten der Augen und Nebenhöhlen bis in die Lungen und ist fortwährend Staub, Schmutz und Organismen in der Atemluft ausgesetzt. Dass in unserer verschmutzten Umwelt häufig Nebenhöhlenentzündung und Asthma auftreten, überrascht nicht. Heilpflanzen schützen, indem sie Infektionen bekämpfen, Schleim lösen und Entzündungen bzw. Allergien lindern. Bei Atemnot, Schmerzen im Brustkorb oder länger als zwei Wochen dauerndem Husten sofort einen Therapeuten aufsuchen.

ÄUSSERLICHE ANWENDUNG	INNERLICHE ANWENDUNG
THYMIAN (*Thymus vulgaris*, S. 86) und **EUKALYPTUS** (*Eucalyptus globulus*, S. 54). Je 5 Tropfen ätherisches Thymian- und Eukalyptusöl mit 2 TL Olivenöl mischen, Brust und Rücken 2-mal täglich damit einreiben. Oder 5–10 Tropfen von einem dieser Öle über 30 Minuten in einer Aromalampe verdampfen.	**SONNENHUT** (*Echinacea angustifolia*, S. 51), **KNOBLAUCH** (*Allium sativum*, S. 31). 2- bis 3-mal täglich ½ TL Sonnenhuttinktur mit Wasser einnehmen. Zusätzlich 2 Knoblauchzehen pro Tag verzehren. **THYMIAN** (*Thymus vulgaris*, S. 86). Täglich 5 Tassen Thymianaufguss trinken.
KEINE	**KNOBLAUCH** (*Allium sativum*, S. 31), **ZITRONE** (*Citrus limon*, S. 46) und **INGWER** (*Zingiber officinale*, S. 95). 1 Knoblauchzehe zerdrücken, etwas geriebenen Ingwer, Saft 1 Zitrone und 1 TL Honig zugeben, 1 Tasse warmes Wasser zugießen. Bis zu 3 Tassen pro Tag trinken.
KEINE	**ZITRONE** (*Citrus limon*, S. 46), **ZIMT** (*Cinnamomum verum*, S. 45). 1 Zitrone auspressen, dem Saft ½ TL Zimtpulver zugeben, pur oder mit Wasser verdünnt trinken.
KEINE	**SONNENHUT** (*Echinacea angustifolia*, S. 51), **ROSMARIN** (*Rosmarinus officinalis*, S. 74), **SALBEI** (*Salvia officinalis*, S. 78), **MYRRE** (*Commiphora molmol*, S. 47). Je 1 TL der vier Tinkturen mit 5 TL warmem Wasser mischen. Gurgeln und dann hinunterschlucken.
KEINE	**ECHTE KAMILLE** (*Chamomilla recutita*, S. 43), **EUKALYPTUS** (*Eucalyptus globulus*, S. 54). Aufguss aus je 15 g beider Drogen bereiten oder 5–10 Tropfen ätherisches Öl in 750 ml Wasser geben. 10 Minuten inhalieren.
LAVENDEL (*Lavandula officinalis*, S. 64). Wattebausch mit 2 Tropfen ätherischem Öl tränken und ins Ohr stecken.	KEINE

BEWEGUNGSAPPARAT

Heilpflanzen können Schmerzen und Entzündungen in Rücken und Gelenken sowie Muskelkrämpfe lindern.

PROBLEMBEREICH	WARNHINWEISE
VERSTAUCHUNGEN UND KNOCHENBRÜCHE Bei kleineren derartigen Verletzungen helfen Heilpflanzen, wie Arnika und Beinwell, die Blutergüsse lindern und den Heilungsprozess beschleunigen. Sie sollten so bald wie möglich nach Eintritt der Verletzung angewendet werden.	Suchen Sie bei Knochenbrüchen, schweren Verstauchungen und allen anderen Verletzungen, die geröntgt werden müssen, einen Arzt auf. Arnika und Beinwell nur auf intakter Haut anwenden.
MUSKELSCHMERZEN UND -KRÄMPFE Muskelschmerzen sind insbesondere nach starker körperlicher Anstrengung etwas ganz Normales und gehen von selbst zurück. Salben mit Arnika, Thymian und Schneeball können dennoch Erleichterung bringen.	Andauernde starke Schmerzen, deutliche oder plötzlich eintretende Gelenkschwellung sowie alle Verletzungen, die geröntgt werden müssen, bedürfen unverzüglich einer ärztlichen Versorgung.
ARTHRITIS Durch Alterungs- und Abnutzungsprozesse kann es zu Gelenkentzündung (Arthritis) kommen. Haltungsverbesserung, Angstbewältigung sowie Körperentgiftung helfen gegen diese Erkrankung.	Bei schwerer Arthritis einen ausgebildeten Therapeuten aufsuchen. Teufelskralle und Sellerie nicht in der Schwangerschaft nehmen, sondern Traubensilberkerze verwenden.
STEIFE UND SCHMERZENDE GELENKE Gelenkschmerzen können Folge von Arthritis sein oder auch durch andere allgemeinere Probleme verursacht werden. In jedem Fall tut regelmäßige, leichte Bewegung gut.	Andauernde starke Schmerzen, deutliche oder plötzliche Gelenkschwellung und Verletzungen, die geröntgt werden müssen, bedürfen der ärztlichen Versorgung.
RÜCKENSCHMERZEN Bei schwerwiegenden Rückenproblemen sind Behandlung durch einen Spezialisten sowie viel Ruhe nötig. Heilpflanzenanwendungen tragen zur allgemeinen Besserung bei, indem sie Schmerzen und Muskelverspannungen lindern. Sie eignen sich gut für die Behandlung von Rückenschmerzen, die auf Haltungsfehlern beruhen.	Suchen Sie bei chronischen bzw. starken Rückenschmerzen oder lang andauernden Schmerzen einen Therapeuten auf.

Probleme des Bewegungsapparates durch Verletzung oder Verschleiß können die Lebensqualität beeinträchtigen. Die Behandlung erfolgt zwar häufig chirotherapeutisch, Heilpflanzen können jedoch Schmerzen und Entzündung mindern, entspannen, entgiften und die Heilung beschleunigen. Äußerliche Anwendungen wirken beruhigend auf Rückenmuskeln und Gelenke sowie bei Verstauchungen und Gliederschmerzen. Sie bringen Besserung, sofern sie kontinuierlich durchgeführt werden. Kinder sollten nur äußerlich behandelt werden.

ÄUSSERLICHE ANWENDUNG	INNERLICHE ANWENDUNG
BEINWELL (*Symphytum officinale*, S. 82). Bei Knochenbrüchen mindestens 3-mal täglich Salbe, Creme oder Ölextrakt vorsichtig auf die betroffene Stelle auftragen.	KEINE
THYMIAN (*Thymus vulgaris*, S. 86) und **ROSMARIN** (*Rosmarinus officinalis*, S. 74). Gegen Muskelermüdung und -schmerzen Aufguss aus 25 g einer dieser Drogen und 750 ml Wasser bereiten. 10 Minuten köcheln, ins Badewasser abseihen, 20 Minuten baden. **SCHNEEBALL** (*Viburnum opulus*, S. 91). Unverdünnte Tinktur kräftig einreiben.	**SCHNEEBALL** (*Viburnum opulus*, S. 91). Zur Linderung von Krämpfen und Muskelverspannungen 3-mal täglich 1 TL Tinktur mit Wasser einnehmen.
KEINE	**TEUFELSKRALLE** (*Harpagophytum procumbens*, S. 61), **SELLERIE** (*Apium graveolens*, S. 34), **SILBERWEIDE** (*Salix alba*, S. 76). Je 8 g Droge mit 750 ml Wasser abkochen, in vier Portionen teilen und täglich 2–3 Portionen trinken. Oder Tabletten aus Teufelskralle oder Silberweide einnehmen.
BEINWELL (*Symphytum officinale*, S. 82), **JOHANNISKRAUT** (*Hypericum perforatum*, S. 63), **LAVENDEL** (*Lavandula officinalis*, S. 64). Zum Einreiben der Gelenke ½ EL Ölextrakt von Johanniskraut oder Beinwell mit 20–40 Tropfen ätherischem Lavendelöl mischen.	**SELLERIE** (*Apium graveolens*, S. 34). Gegen Gicht Tabletten einnehmen oder Abkochung aus 5 g Samen bereiten, in 3 Portionen teilen und über den Tag verteilt trinken. Alternativ dazu bis 5 g Samen täglich den Mahlzeiten zugeben.
JOHANNISKRAUT (*Hypericum perforatum*, S. 63), **LAVENDEL** (*Lavandula officinalis*, S. 64), **SCHNEEBALL** (*Viburnum opulus*, S. 91), **PFEFFER** (*Piper nigrum*). 20 Tropfen ätherisches Lavendelöl, je 10 Tropfen ätherisches Rosmarin- und Pfefferöl sowie 1 TL Schneeballtinktur in 2 EL Ölextrakt aus Johanniskraut geben, schütteln. Die verspannten Stellen nach einem Bad damit einreiben.	**SILBERWEIDE** (*Salix alba*, S. 76), **SCHNEEBALL** (*Viburnum opulus*, S. 91), **TEUFELSKRALLE** (*Harpagophytum procumbens*, S. 61). Gegen Rückenschmerzen infolge Gelenkentzündung je 8 g Droge mischen und eine Abkochung bereiten. In 6 Portionen aufteilen und über 2 Tage verteilt einnehmen. Im Kühlschrank aufbewahren.

HARNWEGE

Eine Unterstützung des Immunsystems mit Heilpflanzen trägt zur Heilung leichter Harnwegs- und Pilzinfektionen bei.

PROBLEMBEREICH	WARNHINWEISE
HARNWEGSINFEKTIONEN Leichte Harnwegsinfektionen können mit einer Mischung Keim tötender (z. B. Bucco) und beruhigend wirkender Pflanzen wie Eibisch behandelt werden. Die gleichzeitige Einnahme von Sonnenhut oder Knoblauch verbessert die Infektionsabwehr. Cranberry hilft hervorragend gegen Harnwegsinfektionen.	Blasenentzündung kann unter Umständen auf die Nieren übergreifen. Gehen Sie bei schwerer oder wiederholt auftretender Blasenentzündung, Blut im Urin oder Schmerzen im Nierenbereich zum Arzt.
IMMUNSCHWÄCHE Neben einer örtlich angewendeten Behandlung sollten Pilz- und Harnwegsinfektionen mit immunstimulierenden Mitteln behandelt werden. Knoblauch in Form von Tabletten oder als Teil der Ernährung stärkt das Immunsystem.	Suchen Sie einen Therapeuten auf, wenn Sie an hartnäckigen oder wiederkehrenden Harnwegsproblemen leiden.
SCHEIDENPILZ Er tritt zunehmend als Nebenwirkung einer konventionellen antibiotischen Behandlung auf. Ringelblume unterstützt die Behandlung dieser störenden Erkrankung.	Wenden Sie während einer Schwangerschaft Zäpfchen oder Tampons nur nach Absprache mit einem ausgebildeten Therapeuten an.
CANDIDOSE Verstärktes Wachstum von Candida albicans, einem im Darm lebenden Hefepilz, kann beträchtliche Probleme bereiten. Leichtere Fälle lassen sich jedoch gut mit antiseptisch/antimykotisch wirkenden Heilpflanzen behandeln.	Gehen Sie zu einem Therapeuten, wenn Sie an Candidose leiden, da diese Infektion oft schwer zu behandeln ist.
MUNDSOOR Die Einnahme immunstimulierender Pflanzen wie Sonnenhut hilft gegen alle Arten von Pilzinfektionen. Daneben sollten die betroffenen Stellen äußerlich behandelt werden. Bei Mundsoor eignen sich pflanzliche Gurgelmittel besonders gut.	Begeben Sie sich in therapeutische Behandlung, wenn die Pilzinfektion stark ausgeprägt ist oder wiederholt auftritt.
PROSTATAPROBLEME Schwierigkeiten beim Wasser lassen und in schweren Fällen Harnverhaltung sind Hinweise auf ein Prostataproblem. Eine Vergrößerung dieser Drüse kommt bei älteren Männern häufig vor.	Bei Prostatavergrößerung in jedem Fall die Hilfe eines Therapeuten suchen.

Insbesondere lang dauernde oder wiederkehrende Infektionen sind ein Zeichen dafür, dass die Widerstandskraft geschwächt ist. Leichtere Infektionen von Nieren und Harnwegen sind weit verbreitet und können trotz ihrer Hartnäckigkeit durch eine Stärkung der natürlichen Abwehrkräfte bekämpft werden. Pilzinfektionen sind manchmal schwer therapierbar, manche Heilpflanzen besitzen jedoch eine starke Wirkung gegen Pilze. Oft hilft Sonnenhut. Gehen Sie zum Therapeuten, wenn sich eine Infektion nicht bessert oder sich Ihr Zustand verschlimmert.

ÄUSSERLICHE ANWENDUNG	INNERLICHE ANWENDUNG
KEINE	**CRANBERRY** (*Vaccinium macrocarpon*, S. 89). Abkochung aus den Beeren bereiten und 3–4 Tassen täglich trinken. **KNOBLAUCH** (*Allium sativum*, S. 31) und **SONNENHUT** (*Echinacea angustifolia*, S. 51). Kapseln bzw. Tabletten zusätzlich zu anderen Behandlungen einnehmen.
KEINE	**SONNENHUT** (*Echinacea angustifolia*, S. 51) und **THYMIAN** (*Thymus vulgaris*, S. 86). 2 Teile Sonnenhut- mit 1 Teil Thymiantinktur mischen, 2-mal täglich 1 TL mit Wasser einnehmen.
RINGELBLUME (*Calendula officinalis*, S. 38). Besitzt antimykotische Wirkung. Aufguss bereiten und abkühlen lassen, abseihen und zum Waschen oder Spülen verwenden.	**TEEBAUM** (*Melaleuca alternifolia*, S. 66). Tampon mit einer Mischung aus 1–2 Tropfen ätherischem Teebaumöl und 3 Tropfen Olivenöl beträufeln und in die Scheide einführen. Nach 2–3 Stunden entfernen, nur 1-mal täglich anwenden.
KEINE	**HOLUNDER** (*Sambucus nigra*, S. 79), **RINGELBLUME** (*Calendula officinalis*, S. 38), **THYMIAN** (*Thymus vulgaris*, S. 86). Täglich 2–3 Tassen Aufguss trinken. **LAPACHO** (*Tabebuia spp.*, S. 83). 3-mal täglich ½ TL Tinktur mit Wasser einnehmen.
SÜSSHOLZ (*Glycyrrhiza glabra*, S. 59), **MYRRE** (*Commiphora molmol*, S. 47), **SONNENHUT** (*Echinacea angustifolia*, S. 51). Jeweils die Tinkturen zu gleichen Teilen mischen. Nach Bedarf oder alle 3–4 Stunden 1 TL davon mit Wasser als Mundwasser verwenden.	KEINE
KEINE	**SÄGEPALME** (*Sabal serrulata*, S. 75). Tabletten nach Empfehlung des Herstellers einnehmen.

FORTPFLANZUNGSORGANE

Heilpflanzen gleichen den Zyklus aus, lindern Wechseljahresbeschwerden und fördern den Geschlechtstrieb.

PROBLEMBEREICH	WARNHINWEISE
ZYKLUSPROBLEME Als Ursache für Zyklusstörungen kommen u.a. Hormonungleichgewicht, Stress, Gewichtsprobleme und Medikamente in Frage. Starke Blutungen können Blutarmut hervorrufen. Suchen Sie zur Bestimmung der Grundursache derartiger Probleme einen ausgebildeten Therapeuten auf.	Bei starken Schmerzen im Bauch- oder Beckenbereich, deutlicher bzw. plötzlicher Veränderung der Menstruation oder sehr starken/schmerzhaften Blutungen sofort zum Arzt gehen.
PRÄMENSTRUELLES SYNDROM (PMS) Die meisten Frauen machen irgendwann Erfahrung mit diesem Problem, das sich u.a. durch Kopfschmerzen und Reizbarkeit äußert.	Lassen Sie sich von einem Therapeuten beraten, wenn starke Depressionen auftreten.
PERIODENBESCHWERDEN Empfindlichkeit der Brüste, schmerzende Brustwarzen, krampfartige Schmerzen und Flüssigkeitsansammlung sind verbreitete Menstruationsbeschwerden, die häufig mit PMS einhergehen (siehe oben).	Bei starken Schmerzen im Bauch- oder Beckenbereich unverzüglich einen Therapeuten aufsuchen.
WECHSELJAHRESBESCHWERDEN Die Wechseljahre setzen gewöhnlich im Alter zwischen 45 und 55 Jahren ein. Mit Heilpflanzen können der Hormonspiegel unterstützt, Vitalität und Energie erhalten, Depressionen bekämpft sowie Hitzewallungen und nächtliches Schwitzen gelindert werden.	Wenden Sie sich an einen ausgebildeten Therapeuten, falls verlängerte oder unregelmäßige Menstruationsblutungen auftreten.
FRUCHTBARKEITSSTÖRUNGEN (MÄNNER) Mit pflanzlichen Heilmitteln lassen sich eine gesunde Sexualfunktion wieder herstellen, Impotenz bekämpfen und die Spermienzahl steigern. Sägepalme erhöht die Ausdauer und stärkt die Potenz. Schlafbeere dient der allgemeinen Vitalitätssteigerung.	Wenn Sie Ginseng einnehmen, sollten Sie auf Koffein verzichten.
FRUCHTBARKEITSSTÖRUNGEN (FRAUEN) Mönchspfeffer behebt Fruchtbarkeitsstörungen in Zusammenhang mit Hormonungleichgewicht, während z.B. Schisandra den Geschlechtstrieb fördert.	Chinesische Engelwurz nicht mehr einnehmen, sobald Sie schwanger werden.

Die Inhaltsstoffe einiger Pflanzen, wie Mönchspfeffer, ähneln den weiblichen Geschlechtshormonen Östrogen und Progesteron und wirken ausgleichend auf den Zyklus, steigern oder vermindern die Fruchtbarkeit und unterstützen den Körper in den Wechseljahren. Während gewöhnliche Menstruationsprobleme gut auf Selbstbehandlung ansprechen, sollten Sie bei chronischen Erkrankungen oder weiblicher Unfruchtbarkeit einen Therapeuten aufsuchen. Wenn Sie schwanger sind, lassen Sie sich vor einer Heilpflanzenanwendung beraten.

ÄUSSERLICHE ANWENDUNG	INNERLICHE ANWENDUNG
KEINE	**MÖNCHSPFEFFER** (*Vitex agnus-castus*, S. 92). Länger als 2 Monate jeden Morgen 1,5–2 ml Tinktur mit Wasser einnehmen. **GROSSE BRENNNESSEL** (*Urtica dioica*, S. 88). Zur Blutungsminderung Aufguss aus 15 g Droge und 500 ml Wasser über den Tag verteilt trinken.
ROSMARIN (*Rosmarinus officinalis*, S. 74). Aufguss mit 1 EL getrockneten oder 2 EL frischen Blättern auf 1 Liter Wasser bereiten, jeden Morgen in ein warmes Bad abseihen.	**BALDRIAN** (*Valeriana officinalis*, S. 90). Baldrianhaltige Tabletten oder 5-mal täglich 20–40 Tropfen Tinktur mit Wasser einnehmen.
ECHTE KAMILLE (*Chamomilla recutita*, S. 43). Kompresse mit einem Aufguss aus 50 g Droge und 250 ml Wasser tränken, auf die Brüste auflegen. Nach Bedarf wiederholen. **RINGELBLUME** (*Calendula officinalis*, S. 38). Brustwarzen mit Salbe einreiben. Vor dem Stillen abwischen!	**WILDER YAMS** (*Dioscorea villosa*, S. 50) oder **SCHNEEBALL** (*Viburnum opulus*, S. 91). Aus 15 g Wurzel einer dieser Pflanzen mit 750 ml Wasser eine Abkochung bereiten, über den Tag verteilt trinken. Oder 3 Tage lang 2 TL, dann 5 Tage lang 1 TL Tinktur 3- bis 4-mal täglich mit Wasser einnehmen.
KEINE	**TRAUBENSILBERKERZE** (*Cimicifuga racemosa*, S. 44). 2-mal täglich 2,5 ml Tinktur mit Wasser einnehmen oder Tabletten. **MÖNCHSPFEFFER** (*Vitex agnus-castus*, S. 92). Jeden Morgen 20–40 Tropfen Tinktur mit Wasser einnehmen.
KEINE	**GINSENG** (*Panax ginseng*, S. 70) oder **SÄGEPALME** (*Sabal serrulata*, S. 75). Gegen Impotenz und vorzeitigen Samenerguss täglich bis zu 2 g Ginseng einnehmen. 6 Wochen lang bis zu 3-mal täglich ½ TL Sägepalmentinktur einnehmen.
KEINE	**MÖNCHSPFEFFER** (*Vitex agnus-castus*, S. 92) oder **CHINESISCHE ENGELWURZ** (*Angelica sinensis*, S. 33). Tabletten höchstens 3 Monate lang einnehmen.

SCHWANGERSCHAFT

Manche Pflanzen können während der Schwangerschaft gefahrlos 2–3 Wochen lang eingenommen werden.

PROBLEMBEREICH	WARNHINWEISE
MORGENDLICHE ÜBELKEIT Übelkeit tritt bei Schwangeren nicht nur morgens auf, sie wird durch Hormonschwankungen, niedrigen Blutdruck und Blutzuckerspiegel, Nahrungsmittelallergie, Fehlernährung oder Stress verursacht. Die hier genannten Mittel können im ersten Schwangerschaftsdrittel angewendet werden.	Gehen Sie sofort zu Ihrer Frauenärztin, wenn über längere Zeit Übelkeit, die das Essen unmöglich macht, oder zu Austrocknung führendes Erbrechen auftreten.
ÖDEME Diese Schwellungen entstehen, wenn Flüssigkeit aus den Gefäßen in das Gewebe austritt. Sie sind während der Schwangerschaft nichts Ungewöhnliches. Knöchel und Waden sind am häufigsten betroffen.	Gehen Sie zu einem Therapeuten, wenn die Flüssigkeitsansammlungen nach drei Tagen nicht zurückgegangen sind.
SCHWANGERSCHAFTSSTREIFEN Diese »Dehnungsmale« der Haut können gemindert werden, indem Sie die Elastizität der Haut durch Einreiben mit Aloe-vera-Gel oder Olivenöl aufrechterhalten.	KEINE
SODBRENNEN Viele Schwangere leiden unter diesem Schmerz hinter dem Brustbein. Die Gebärmutter erzeugt Druck auf den Magen, so dass Magensäure in die Speiseröhre zurückfließt und die Schleimhaut reizt.	Suchen Sie die Hilfe eines Therapeuten, wenn das Sodbrennen anhält oder mit starkem allgemeinem Unwohlsein einhergeht.
VERSTOPFUNG Verstopfung tritt in der Schwangerschaft häufig auf und beruht auf einem erhöhten Druck auf den Dickdarm. Essen Sie mehr Trockenfrüchte (besonders Feigen), und gehen Sie regelmäßig spazieren.	KEINE
SCHMERZENDE BRÜSTE Schmerzende Brustwarzen während der Schwangerschaft oder Stillzeit können mit pflanzlichen Salben oder Cremes behandelt werden (siehe auch S. 116–117).	KEINE

Die Inhaltsstoffe mancher Pflanzen stimulieren die Gebärmuttermuskulatur und könnten bei hoch dosierter Einnahme eine Fehlgeburt auslösen. Zum Kochen können Kräuter während der Schwangerschaft gefahrlos verwendet werden. Für Krampfadern und andere Schwangerschaftsleiden, siehe die entprechenden Abschnitte. Meiden Sie im ersten Schwangerschaftsdrittel alle Heilpflanzen und ätherische Öle, die nicht von einem Therapeuten verordnet wurden (besonders Gelbwurz und Salbei in therapeutischer Dosierung).

ÄUSSERLICHE ANWENDUNG	INNERLICHE ANWENDUNG
KEINE	**ECHTE KAMILLE** (*Chamomilla recutita,* S. 43). Über den Tag verteilt kleine Mengen Aufguss trinken (nicht mehr als 5 Tassen täglich). **INGWER** (*Zingiber officinale,* S. 95). Aufguss aus ½–1 TL geriebenem frischem Ingwer pro Tasse Wasser bereiten, über den Tag verteilt in kleinen Mengen trinken. Höchstdosis: 3 Tassen pro Tag.
KEINE	**MAIS** (*Zea mays,* S. 94). Maisgriffel sind ein sanftes aber wirksames Harn treibendes Mittel, das Flüssigkeitsansammlung vermindert. Täglich bis 5 Tassen Aufguss aus frischen oder getrockneten Maisgriffel trinken.
ALOE VERA (*Aloe vera,* S. 32). Betroffene Stellen mit dem lindernden Gel aus einem aufgebrochenen Blatt einreiben oder 1- bis 2-mal täglich kräftig mit Olivenöl massieren.	KEINE
KEINE	**MÄDESÜSS** (*Filipendula ulmaria,* S. 56). Wirkt Säure mindernd und kleidet die Magenschleimhaut aus. Aufguss bereiten und täglich 1–2 Tassen davon trinken.
KEINE	**WEGERICH** (*Plantago spp.,* S. 73), **FLACHS** (*Linum usitatissimum,* S. 65). Täglich 1 2 TL Floh oder Leinsamen mit viel Wasser schlucken oder über Nacht in kaltem Wasser einweichen und dann einnehmen.
RINGELBLUME (*Calendula officinalis,* S. 38). Salbe auf die Brustwarzen auftragen. Vor dem Stillen abwischen!	KEINE

KINDER

Folgende Heilpflanzen eignen sich für Kinder zur Linderung von Beschwerden und Beschleunigung der Genesung.

PROBLEMBEREICH	WARNHINWEISE
MAGENPROBLEME, BLÄHUNGEN, KOLIKEN Magenverstimmungen können Folge einer Allergie oder Nahrungsmittelunverträglichkeit sein. Leichtere auf Infektionen oder Entzündung basierende Fälle können zu Appetitlosigkeit führen. Koliken sind Darmkrämpfe mit starken Bauchschmerzen und treten meist in den ersten drei Lebensmonaten nach Abendmahlzeiten auf.	Starker Durchfall oder Erbrechen, Fieber über 39 °C oder mit Krampfanfällen, Atemnot, schrilles Schreien und ungewöhnliche Schläfrigkeit müssen unverzüglich vom Kinderarzt begutachtet werden.
WINDELEKZEM UND MILCHSCHORF Milchschorf wird durch eine Überproduktion der Talgdrüsen verursacht und spricht gut auf Olivenöl an. Windelekzem und entzündliche rote Hautausschläge lassen sich mit pflanzlichen Salben oder Cremes behandeln, wobei sich für Windelekzem Salben besser eignen.	Bei Anzeichen für eine Infektion sofort die Hilfe eines Therapeuten in Anspruch nehmen.
ERKÄLTUNG, SCHNUPFEN, HUSTEN Diese in der Kindheit häufig vorkommenden Probleme sprechen meist gut auf eine Behandlung mit Heilpflanzen an. Denken Sie daran, dass bei Kindern oft auch plötzliche Schwankungen der Körpertemperatur auftreten.	Fieber über 39 °C, Atemnot, schrilles Schreien und ungewöhnliche Schläfrigkeit müssen sofort von der Kinderärztin begutachtet werden.
ZAHNEN Pflanzliche Heilmittel können Schmerzen bei Babys lindern, die der Zahndurchbruch im Alter von vier bis fünf Monaten mit sich bringt. Echte Kamille wirkt außerdem beruhigend und entspannend.	Suchen Sie bei Fieber über 39 °C oder schrillem Schreien unverzüglich den Kinderarzt auf.
KOPF- UND OHRENSCHMERZEN Diese Probleme sind häufig unkompliziert und sprechen gut auf Heilpflanzen an, können aber auch ernsthafter Natur sein. Im Zweifel einen Arzt hinzuziehen.	Gehen Sie sofort zum Therapeuten, wenn das Kind starke Schmerzen zu haben scheint oder seine Beschwerden trotz Behandlungen nicht abklingen.
SCHLAFSTÖRUNGEN Übererregtheit, Zahnen, nasse Windeln, zu hohe oder zu niedrige Temperaturen können den Schlaf behindern. Pflanzen wie Linde oder Echte Kamille fördern einen erholsamen Schlaf.	Suchen Sie sofort ärztliche Hilfe, wenn sich das Kind nicht trösten lässt oder starke Schmerzen zu haben scheint.

Die meisten Mittel werden als Aufguss verabreicht, der bei Bedarf gesüßt oder ungesüßt gegeben wird. Kinder unter einem Jahr sollten pasteurisierten Honig bekommen, da anderer in seltenen Fällen zu Vergiftungen führen kann. Unten genannte Dosierungen sind für Ein- bis Sechsjährige, können jedoch anderen Altersgruppen angepasst werden. Viele der in anderen Abschnitten aufgeführten Mittel eignen sich – niedriger dosiert – auch für Kinder. Geben Sie Säuglingen unter sechs Monaten ohne Absprache mit einem ausgebildeten Therapeuten keine Arzneien.

ÄUSSERLICHE ANWENDUNG	INNERLICHE ANWENDUNG
KEINE	**INGWER** (*Zingiber officinale,* S. 95). 1- bis 2-mal täglich ¼ TL Pulver in ½ Tasse heißem Wasser verabreichen. **ECHTE KAMILLE** (*Chamomilla recutita,* S. 43). Aufguss aus 1 gestrichenen TL Droge und 1 Tasse Wasser bereiten, bis zu 3 Tassen täglich geben.
RINGELBLUME (*Calendula officinalis,* S. 38). Gegen Ausschlag bei jedem Windelwechsel Salbe oder Creme auf die saubere, trockene Haut auftragen. **OLIVENÖL** Gegen Milchschorf 1- bis 2-mal täglich auf die betroffenen Hautbereiche auftragen.	**RINGELBLUME** (*Calendula officinalis,* S. 38) und **GROSSE BRENNNESSEL** (*Urtica dioica,* S. 88). Gegen Ausschlag 1- bis 2-mal täglich einen Aufguss aus je 1 gestrichenen TL beider Drogen und 1 Tasse Wasser verabreichen.
KEINE	**THYMIAN** (*Thymus vulgaris,* S. 86). Wirkt besonders gut gegen tiefe Atemwegsinfektionen. Aufguss aus 1 gestrichenen TL Droge und 1 Tasse Wasser bereiten, täglich 1–2 Tassen geben.
ROTULME (*Ulmus rubra,* S. 87) und **ECHTE KAMILLE** (*Chamomilla recutita,* S. 43). Zur Linderung von Zahnschmerzen das Zahnfleisch mit einer Paste aus Rotulmenpulver und Kamillenaufguss einreiben.	**ECHTE KAMILLE** (*Chamomilla recutita,* S. 43). Aufguss aus 1 gestrichenen TL Droge und 1 Tasse Wasser herstellen, gegen Reizbarkeit und Verstimmung bis zu 3 Tassen täglich verabreichen.
KNOBLAUCH (*Allium sativum,* S. 31). Gegen Ohrenschmerzen eine Kapsel mit Knoblauchöl aufbrechen, 1 Tropfen Öl auf einen Wattebausch träufeln und diesen in das Ohr stecken.	**ZITRONENMELISSE** (*Melissa officinalis,* S. 67). Die süß duftende Zitronenmelisse wirkt gegen Gereiztheit und lindert Kopfschmerzen. Aufguss aus 1 gestrichenen TL und 1 Tasse Wasser bereiten.
KEINE	**ECHTE KAMILLE** (*Chamomilla recutita,* S. 43). Aus 1 gestrichenen TL und 1 Tasse Wasser einen Aufguss zubereiten, zur Förderung von Schlaf und Entspannung täglich bis zu 3 Tassen verabreichen.

SENIOREN

Mit dem Alter nimmt die Vitalität ab und Gesundheitsprobleme häufen sich, doch auch hier helfen Heilpflanzen.

PROBLEMBEREICH	WARNHINWEISE
STRESS ODER REKONVALESZENZ Ginseng ist ein hervorragendes Stärkungsmittel fürs Alter. Er stärkt die Widerstandskraft gegen Stress und Infektionen, z. B. nach langer Krankheit. Die Schlafbeere stellt eine Alternative zu Ginseng dar, sie soll den Alterungsprozess verlangsamen.	Wenn Sie konventionelle Medikamente einnehmen, informieren Sie Ihren Arzt oder Therapeuten, bevor Sie mit einer phytotherapeutischen Behandlung beginnen. Während der Einnahme von Ginseng auf Koffein verzichten.
VITALITÄTSERHALT Thymian, Schlafbeere und Ginseng erhalten die Vitalität. Neuere Forschungsergebnisse zeigen, dass Thymian dem Alterungsprozess entgegenwirkt und eine stärkende, vitalitätserhaltende Wirkung entfaltet.	Wenn Sie konventionelle Medikamente einnehmen, informieren Sie vor Beginn einer Phytotherapie Ihren Arzt oder Therapeuten.
GEDÄCHTNIS- UND KONZENTRATIONSSCHWÄCHE Ginkgoblätter fördern die Durchblutung insbesondere von Kopf und Gehirn. Auf diese Weise verbessern sie Gedächtnis wie Konzentrationsfähigkeit und verleihen Energie.	Wenn Sie konventionelle Medikamente einnehmen, informieren Sie vor Beginn einer Phytotherapie Ihren Arzt oder Therapeuten.
KREISLAUFSCHWÄCHE UND BLUTHOCHDRUCK Knoblauch fördert gesunden Kreislauf, reguliert den Zucker- und Fettspiegel im Blut und hilft bei der Abwehr von Infektionen, vor allem Bronchitis.	Wenn Sie Blutdruck senkende Medikamente einnehmen, informieren Sie vor Beginn einer Phytotherapie Ihren Arzt oder Therapeuten.
VERDAUUNGSSCHWÄCHE Der Gelbe Enzian unterstützt die Verdauung, indem er die Produktion von Verdauungssäften steigert, die im Alter abnimmt. Ein Bittergetränk, z. B. aus Enzian, als Aperitif bereitet ein geschwächtes Verdauungssystem auf ein schweres oder reichhaltiges Mahl vor.	Verwenden Sie Gelben Enzian nicht, wenn Sie an Verdauungsstörungen in Zusammenhang mit Magenübersäuerung oder an einem peptischen Geschwür leiden.
GELENKSCHMERZEN Es gibt viele verschiedene Ursachen von allgemeinen Schmerzen oder lokal begrenzten Gelenkschmerzen im Alter. Sie können Anzeichen für Polyarthritis oder einfach eine natürliche Alterserscheinung sein.	Suchen Sie bei lang andauernden starken Schmerzen oder plötzlicher Gelenkschwellung sofort einen Therapeuten auf.

Viele Heilpflanzen eignen sich ideal für die Behandlung von Gesundheitsproblemen, die sich jenseits der 50 einstellen. Die hier empfohlenen Pflanzen beugen diesen Beschwerden vor oder mindern ihre Intensität. Wenn Sie konventionelle Medikamente einnehmen, informieren Sie Ihren Arzt, bevor Sie ein pflanzliches Mittel anwenden. Menschen über 70 sollten die in den anderen Kapiteln dieses Buches empfohlenen Dosierungen um 25 Prozent reduzieren. Alle unten genannten Mittel müssen bis zu drei Monate lang ununterbrochen eingenommen werden.

ÄUSSERLICHE ANWENDUNG	INNERLICHE ANWENDUNG
KEINE	**GROSSE BRENNNESSEL** (*Urtica dioica*, S. 88). **SCHLAFBEERE** (*Withania somnifera*, S. 93). Täglich 2–3 g Wurzel kauen oder zerkleinert mit Wasser einnehmen. **GINSENG** (*Panax ginseng*, S. 70). 3 Monate lang 1- bis 2-mal täglich 1 g Wurzel in Tablettenform oder gekocht in einer Suppe einnehmen; alternativ kann man auch die frische oder getrocknete Wurzel kauen.
KEINE	**THYMIAN** (*Thymus vulgaris*, S. 86). Zur Verbesserung der Vitalität und Stärkung der Widerstandskraft gegen Erkältung, Grippe und andere Atemwegsinfektionen täglich 2–3 Tassen des Aufgusses trinken.
KEINE	**GINKGO** (*Ginkgo biloba*, S. 58). Ginkgotabletten einnehmen. Es dauert mindestens 3 Monate, bis eine spürbare Wirkung eintritt.
ROSMARIN (*Rosmarinus officinalis*, S. 74). Die wärmenden Eigenschaften von Rosmarin regen die Durchblutung an und heben die Stimmung. 5–10 Tropfen ätherisches Öl in ein warmes Bad geben.	**KNOBLAUCH** (*Allium sativum*, S. 31). Täglich 1–2 rohe Zehen während der Mahlzeiten verzehren oder regelmäßig Knoblauchtabletten oder -kapseln einnehmen.
KEINE	**ENZIAN** (*Gentiana lutea*, S. 57). Zur Appetitanregung und Verdauungsförderung 3-mal täglich 30 Minuten vor den Mahlzeiten 5–10 Tropfen Tinktur mit Wasser einnehmen.
ROSSKASTANIE (*Aesculus hippocastanum*, S. 30), **ECHTE KAMILLE** (*Chamomilla recutita*, S. 43). Eine Abkochung von Rosskastanienrinde oder einen Kamillenaufguss in ein warmes Bad geben.	**TEUFELSKRALLE** (*Harpagophytum procumbens*, S. 61). Gegen durch Abnutzung steife, schmerzende oder geschwollene Gelenke 1–3 g Pulver in Kapselform oder Tabletten einnehmen.

REGISTER

DANK

DANK DES VERLAGS

Der Verlag Dorling Kindersley dankt Franziska Marking für die Bildrecherche, Hilary Bird für die Erstellung des Registers und Marshall Baron für das Korrekturlesen.

FOTOGRAFIEN

Der Verlag Dorling Kindersley dankt den nachfolgend Genannten für die freundliche Erlaubnis zum Abdruck ihres Bildmaterials:

British Library, London: 12. Bruce Coleman Ltd.: Liz Eddison 10. Steven Foster Group Inc.: 75. Hutchinson Library: John Hatt 14. Oxford Scientific Films: Max Gibbs 13.

Alle anderen Fotografien stammen von: Steve Gorton, Neil Fletcher, Matthew Ward, Andy Crawford, Harry Taylor, Phillip Dowel, Colin Keates, Dave King, Martin Cameron, Anne Hyde, Jonathan Buckley, Deni Bown, Howard Rice, David Murray, Roger Phillips und Peter Chadwick.